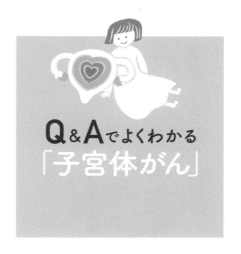

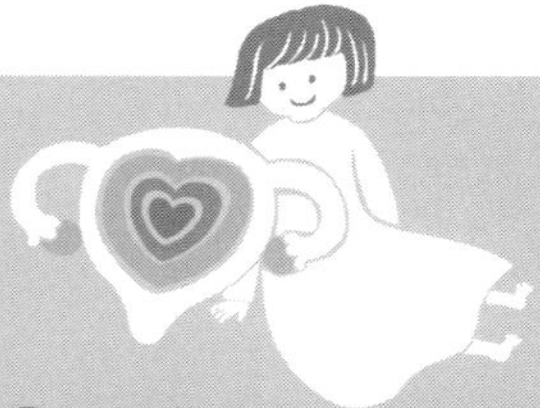

Q&Aでよくわかる「子宮体がん」

市川喜仁

Yoshihito Ichikawa

JN146981

健康ライブラリー
スペシャル

講談社

はじめに

増え続ける子宮体がん

現在では、テレビ、新聞、インターネットなどさまざまな媒体を通して、がんの情報を簡単に得ることができます。これは、子宮にできるがんについても例外ではありません。子宮にできるがんには、「子宮頸《けい》がん」と「子宮体《たい》がん」がありますが、この2つのがんは子宮内で発生する場所が違うだけでなく、がんの特徴も大きく異なっていて、全く別のがんと考えなければなりません。しかし、子宮にできるがんの情報というと、多くは子宮頸がんのもので、子宮体がんの情報は限られています。また、職場や自治体で行われている「子宮がん検診」の対象は子宮頸がんで、子宮体がんは含まれない場合がほとんどです。

いったい、どうしてこのような状況が生じたのでしょうか。第一の理由として、30年ほど前までは、日本人女性の子宮にできるがんは子宮頸がんが圧倒的に多く、子宮体がんは少なかったという事情があげられます。しかし、食生活の欧米化、少子化・晩婚化といったライフスタイルの変化によって、ここ30年くらいの間に子宮体がんにかかる女性が急増しています。この傾向は今後も続くと予測され、「子宮体がんになる日本人女性は少ない」というのは過去のこと、今では新たに診断される患者数で子宮体がんが子宮頸がんを超しているのです。欧米ではもともと子宮体がんの頻度が高く、生活習慣病扱いの国もあるくらいですが、日本人女性の子宮にできるがんも、女性を取り巻く環境の変化によって急速に欧米型に近づいてきました。

さらに、最近の研究から、子宮体がんに「かかりやすい体質」の女性がいることがわかってきました。一般的に子宮体がんは閉経後の女性に多いのですが、かかりやすい体質の女性は閉経前から子宮体がんの予防対策が必要なことも指摘されています。あまり知られていませんが、子宮体がんに要注意のアラフォー女性、さらにもっと若い女性がいるのです。また、遺伝との関連もわかってきました。リンチ症候群（別名：遺伝性非ポリポーシス大腸がん）というがん家系の女性は、大腸がんだけでなく子宮体がんのリスクも高く、しかも若い年齢でがんになりやすいという特徴があります。欧米にはリンチ症候群の女性向けに遺伝子検査などを取り入れた予防対策を行っている国もあります。日本ではこのような対策は発展途上です。

このように、わが国では子宮体がんが急速に増えている事実があるにもかかわらず、そのことがあまり知られていません。子宮頸がんに比べて圧倒的に情報が少ないため、子宮体がんへの関心が低いことも憂慮されます。多くの女性にもっと子宮体がんについて知ってもらうことで、情報のかたよりや検診の落とし穴をなくすだけでなく、自身のライフスタイルやリスクの程度などをチェックしてもらうことが必要だと考えたのが、今回この本を書いた動機です。子宮体がんの現状と予防対策、検査と診断、治療と治療後のこと、さらに遺伝性の子宮体がんについて、全部で50項目をQ＆A形式で解説しています。子宮体がんにかかった著名人のケース、文学作品に見る子宮体がんなど、コラムも加えました。子宮体がんに関心を持たれる女性が増えること、そのために本書がお役に立てれば幸いです。

市川喜仁

目次

第2章 子宮体がんの予防対策とは？

第3章 子宮体がんを早く見つけるためには？

第4章

もしも子宮体がんになってしまったら？

第5章 治療後に気になることとは？

装丁・本文デザイン　島内泰弘デザイン室
装画・本扉イラスト・カット　みよこみよこ
本文図版　さくら工芸社

第1章

増えている子宮体がんのことを知ろう

Q1　子宮体がんって？

A　子宮内膜に発生するがんです。

子宮は骨盤の中央にある臓器で、前には膀胱、後ろには直腸があります（図1-1）。西洋ナシを逆さにしたような形で、膣につながっている部分を含む下部（約1／3）を子宮頸部、奥の袋状の部分（約2／3）を子宮体部と呼びます。子宮体部は外側から子宮外膜、子宮筋層、子宮内膜でできています（図1-2）。月経周期によって変化し、月経時に排出されるのが子宮内膜です。子宮体がんとは、子宮内膜の腺細胞から成り立っている組織に発生するがんを指します。子宮内膜がんともいいます。全体の約3／4は閉経後の女性に発生し、発生する年齢のピークは50～60代です。最近は閉経前にかかる女性も増えています。

一方、子宮頸部から発生するのが子宮頸がんです。子宮体がんと子宮頸がん、どちらも頭に〝子宮〟と付いているので、混同されることがあります。この2つのがんは、子宮か

図1-1　体内の子宮の位置

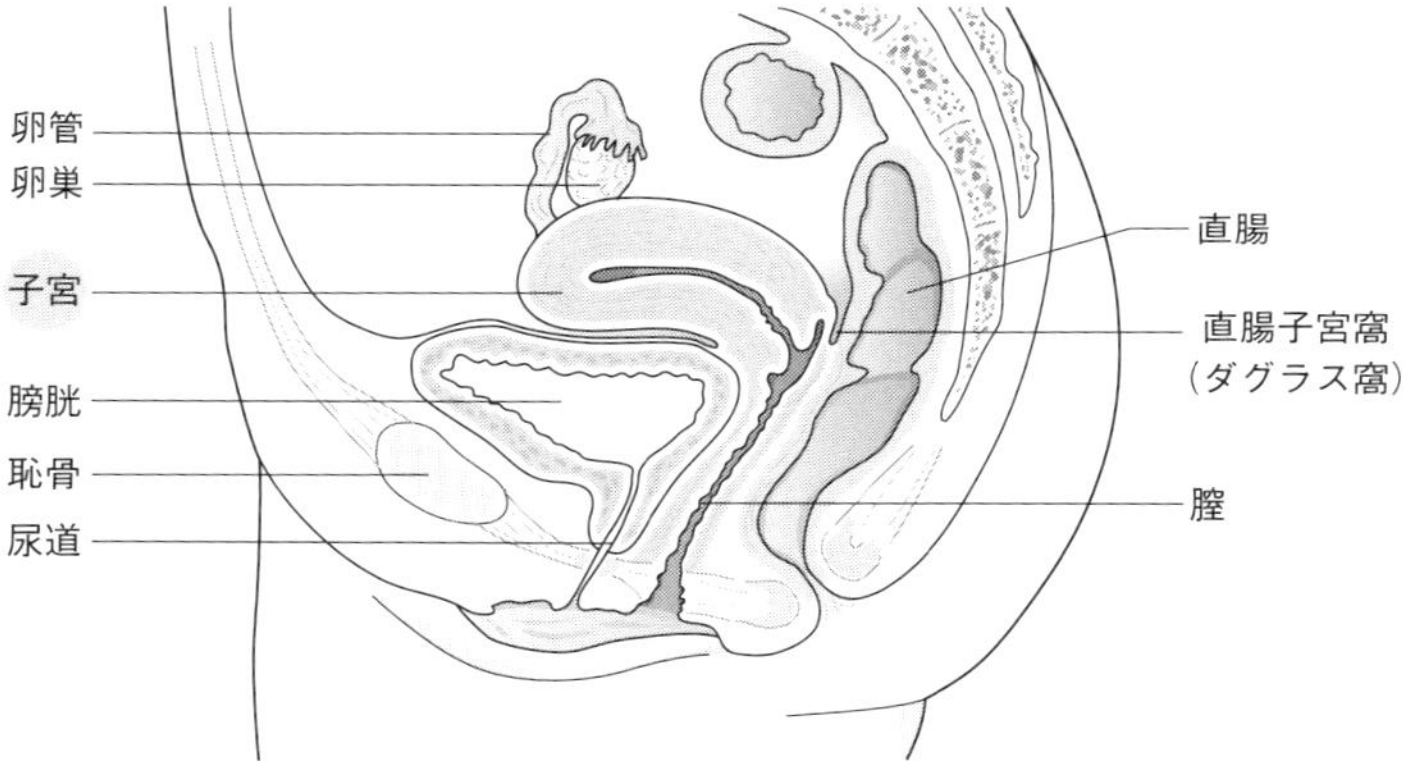

図1-2　子宮の解剖図

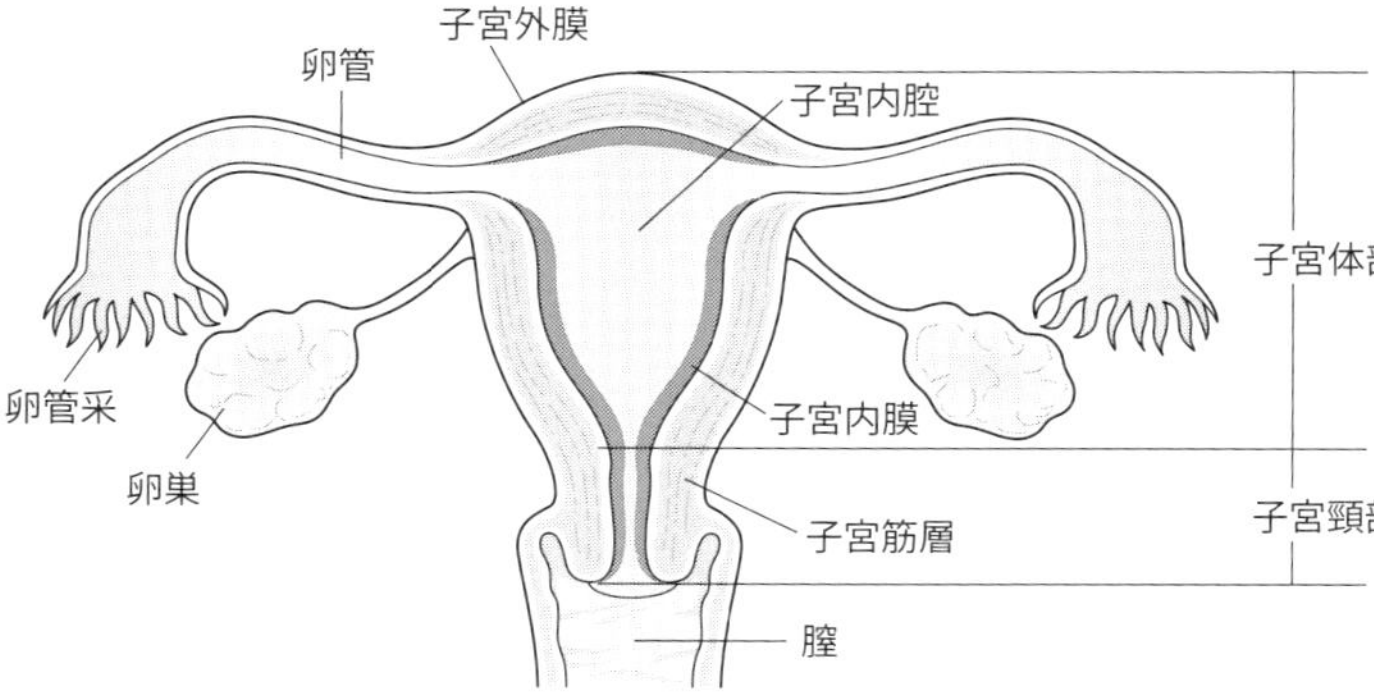

ら発生する点では共通しているものの、発生部位、発生原因、発生する年齢のピーク（好発年齢）、がんの組織型などが異なる、全く別のがんなのです（表1-1）。つまり、子宮という臓器から性格の異なる2つのがんが発生するわけです。

英語では子宮頸がんは

“cervical cancer”、

子宮体がんは

“endometrial cancer”

と呼び、明確に分けられています。

ちなみに、子宮は“uterus”で、子宮体がんのことを

“uterine cancer”とも呼びます。

表1-1　子宮体がんと子宮頸がんの比較

	子宮体がん	子宮頸がん
好発年齢	50～60代にピーク	30～40代にピーク 比較的若い年齢に多い
リスクファクター	肥満、高血圧、糖尿病 未妊婦、未産婦 エストロゲン製剤の長期使用など	高リスク型ヒト・パピローマウイルス感染
組織型	95％：腺がん 5％：その他	80％：扁平上皮がん 15％：腺がん 5％：その他
前がん病変	子宮内膜異型増殖症	子宮頸部異形成 上皮内がん

Q2　子宮体がんの原因は？

A　子宮体がんはタイプ1とタイプ2の2種類があります。タイプ1はエストロゲンの影響が発生の原因です。タイプ2の発生の原因は不明です。

タイプ1子宮体がん：がんの発生に女性ホルモンの一種エストロゲン（卵胞ホルモン）の関与が考えられるものです。主に卵巣から分泌されるこのホルモンには子宮内膜を増殖させる働きがあります。規則的にこのホルモンを分泌している女

表1-2　子宮体がんのタイプ1、タイプ2の特徴

特徴		タイプ1（エストロゲンが関与する）	タイプ2（エストロゲンが関与しない）
年齢		閉経前後に多く若年層にもみられる	閉経後に多い
腫瘍像	組織型	類内膜がんが多い	低分化の類内膜がん 漿液性がん、明細胞がん などが多い
	分化度	高分化、中分化	低分化
	浸潤	浅い・少ない	深い・多い
	転移	少ない	多い
	進行度	緩やか	速い
前がん病変		子宮内膜異型増殖症	不明
予後		良好	不良

性が妊娠した場合、分泌が続いて受精卵の着床の準備をします。妊娠しなければ分泌量が減って内膜が剝離、排出されます。これが月経です。一方、何らかの別の原因で分泌が続いた場合、体内のエストロゲン過剰状態が長期にわたって持続します。その結果、内膜へのエストロゲン刺激も増え続け、内膜の増殖状態を生むことになるのです。このようなメカニズムで内膜に発生する子宮体がんを「タイプ1」と呼びます。

タイプ2子宮体がん：エストロゲンが関与しないで発生するのが「タイプ2」です。

両タイプの特徴を表1-2（15ページ）に示しました。

Q3　子宮体がんの症状は？

A　**不正出血が代表的な症状です。**

月経以外の出血を不正出血といいます。子宮体がんでは多くの場合、初期の段階から不正出血があります。特に閉経後女性の不正出血は要注意です。閉経前後の女性では、がんによる出血なのか、それとも月経不順の結果なのか、症状だけでは区別が難しいケースもあります。年齢にかかわらずがんが進行すると、不正出血以外に帯下《たいげ》（おりもの）の異常、下腹部痛や腰痛、排尿障害、下肢のむくみといった、がんの浸潤に伴う症状が見られるようになります。

Q4　子宮体がんの予後は？

A　がんの進み具合（進行度）によって異なります。（⇓Q27）

子宮体がんはがんが内膜周辺にとどまっている状態で見つかることが多いため、全体的に予後（治癒の見込み）が良好です。具体的には5年生存率という数字で表されます。2015年の日本産科婦人科学会　婦人科腫瘍委員会の報告では、Ⅰ期95・3％、Ⅱ期89・8％、Ⅲ期75・6％、Ⅳ期29・1％です。続いて、2016年に国立がん研究センターが発表した10年生存率では、Ⅰ期94・4％、Ⅱ期84・2％、Ⅲ期55・6％、Ⅳ期14・4％、全体で83・1％と、あらためて予後良好ながんであることがわかります。2018年9月に同センターが発表した主要11種類のがんの生存率でも、前立腺がん、乳がんに次いで子宮体がんは3番目に予後良好ながんであることが示されました。

初期の段階から不正出血を認めることが多いがんなので、不正出血が見られたら子宮体がんの検査を受けることが大切です。早期発見が良好な予後につながります。

Q5 子宮体がんの患者数はなぜ増えている？

A ライフスタイルの著しい変化が、患者数増加の原因と考えられています。

子宮に発生するがんのうち体がんが占める割合は、１９６０年代に５％だったものが１９７０年代に10％と２倍に増加し、さらに１９８０年代半ばに15％、１９８０年代後半に20％、１９９０年代前半には30％と増加し続けました。この勢いは２０００年代に入っても止まらず、２０

表 1-3　子宮体がんと子宮頸がんの治療患者数

年	子宮体がん	子宮頸がん	患者数の差（体がん－頸がん）
2000年	2932人	4205人	——
2001年	3250人	4453人	——
2002年	3388人	4237人	——
2003年	3722人	4497人	——
2004年	4182人	4988人	——
2005年	4267人	4850人	——
2006年	4381人	4526人	——
2007年	5005人	5024人	——
2008年	5398人	5381人	17人
2009年	6113人	5906人	207人
2010年	6665人	6582人	83人
2011年	7273人	6660人	613人
2012年	8217人	7028人	1189人
2013年	8952人	7280人	1672人
2014年	9673人	7436人	2237人
2015年	10119人	7527人	2592人
2016年	11085人	7784人	3301人

日本産科婦人科学会　婦人科腫瘍委員会報告をもとに作成

00年代後半についに50%を突破しました。現在、わが国で治療を受ける子宮体がん患者数は、子宮頸がん患者数を上回っています。表1-3（19ページ）は全国主要施設における2000年以降の子宮体がんと子宮頸がんの患者数です。2010年頃から両者の差が増えているのがわかります。欧米に比べると子宮体がんの割合はまだ低いのですが、食生活の欧米化や少子化・晩婚化といった女性のライフスタイルの変化が著しいわが国では、今後も子宮体がんの増加傾向が続くことが予想されます。

Q6 生活習慣など日常生活に子宮体がん発生のリスク要因はある？

A

タイプ1では肥満、月経歴、妊娠歴など、エストロゲンに関連したリスク要因があることがわかっています（表1-4）。特に肥満はエストロゲンの刺激が持続するという環境を生み出し、プロゲステロン（黄体ホルモン）の効果をなくしてしまいます。

肥満：子宮体がん患者全体の40％ほどは肥満と関連があるといわれるくらい、肥満は最も大きなリスク要因です。肥満女性は子宮体がんのリスクが2～10倍高くなり、特に閉経後で、BMI（Body Mass Index：肥満指数）が30以上の女性は要注意です。肥満女性は多嚢胞《たのうほう》性卵巣症候群（⇒Q7）にかかっている確率が高いため、排卵回数が少なくなり、プロゲステロン分泌不全になります。これも子宮体がんのリスクを上げる要因と考えられます。従来、糖尿病や高血圧も子宮体がんのリスク要因とされてきましたが、現在は肥満に付随した変化であり、独立したリスク要因ではないと考えられています。

BMI：体重（kg）／〔身長（m）×身長（m）〕
（18・5未満：やせ、18・5以上25未満：普通、25以上：肥満）

月経歴：初経から閉経までの年数が長い女性ほど、エストロ

表1-4　タイプ1子宮体がんのリスク要因

・肥満（特に閉経後でBMI30以上）
・月経歴（初経～閉経の年数が長い、月経不順）
・妊娠歴（未妊婦、未産婦）
・多嚢胞性卵巣症候群
・子宮内膜増殖症
・ホルモン補充療法
・タモキシフェン療法

ゲン作用を受ける期間が長くなり、その結果、子宮体がんになりやすいといわれています。エストロゲンとプロゲステロンの分泌がアンバランスなために月経不順の女性も、子宮体がんのリスクが高いと考えられます。特に月経回数が年間4~5回という不規則な月経周期が続いた女性は、閉経前のように若くして子宮体がんになりやすいと報告されています。

妊娠歴：未産婦は経産婦に比べて、子宮体がんのリスクが2~3倍高いとの報告があります。不妊症のリスクである慢性排卵障害の原因になる多嚢胞性卵巣症候群は、最も子宮体がんのリスクが高いと報告されています。

Q7 他の病気が子宮体がんのリスク要因になることがある？

A **病気により男性ホルモンの分泌が増える場合や、治療にエストロゲンを使用する場合など、他の病気が子宮体がんのリスク要因になると考えられます。いくつか例をあげます。**

多嚢胞性卵巣症候群：卵巣内に卵胞がたくさんできて、ある程度の大きさになってもどれも排卵には至らない状態です。長い名前のため、“polycystic ovary syndrome”という英語の病名を略して、ＰＣＯＳまたはＰＣＯと呼ばれます（以下、ＰＣＯＳ）。ＰＣＯＳでは脳から分泌される黄体化ホルモン（ＬＨ）が増えることで、卵巣や副腎からの男性ホルモンの分泌が増えます。その結果、卵胞が男性ホルモンによって成長を抑えられて、10㎜以上には発育しない状態となります（通常は排卵時期に卵胞は15～20㎜まで成長して破れる）。排卵が定期的に起こらないので、月経周期が不順になったり無月経になったりします。こうした慢性的な無排卵状態とともに子宮内膜では細胞の増殖が盛んになり、その状態が一定期間（1年以上）続くと子宮体がんが発生しやすくなるのです。

こうした状態の卵巣を超音波で調べると、排卵できなかった小さな卵胞が数珠のように並んでいることがわかります。これを通称「ネックレスサイン（図1-3）」と呼んでいます。

子宮体がんの発生には長年にわたるさまざまなリスク要因の関わりが考えられます（図1-4）。「月経異常を認める若い女性は子宮体がんと無縁ではない」、なにか脅し文句のようですが、PCOSという病態がもっと広く知られるようになり、同時に子宮体がんのリスク要因として注目されるよう願っています。

図1-3　多嚢胞性卵巣症候群（PCOS）

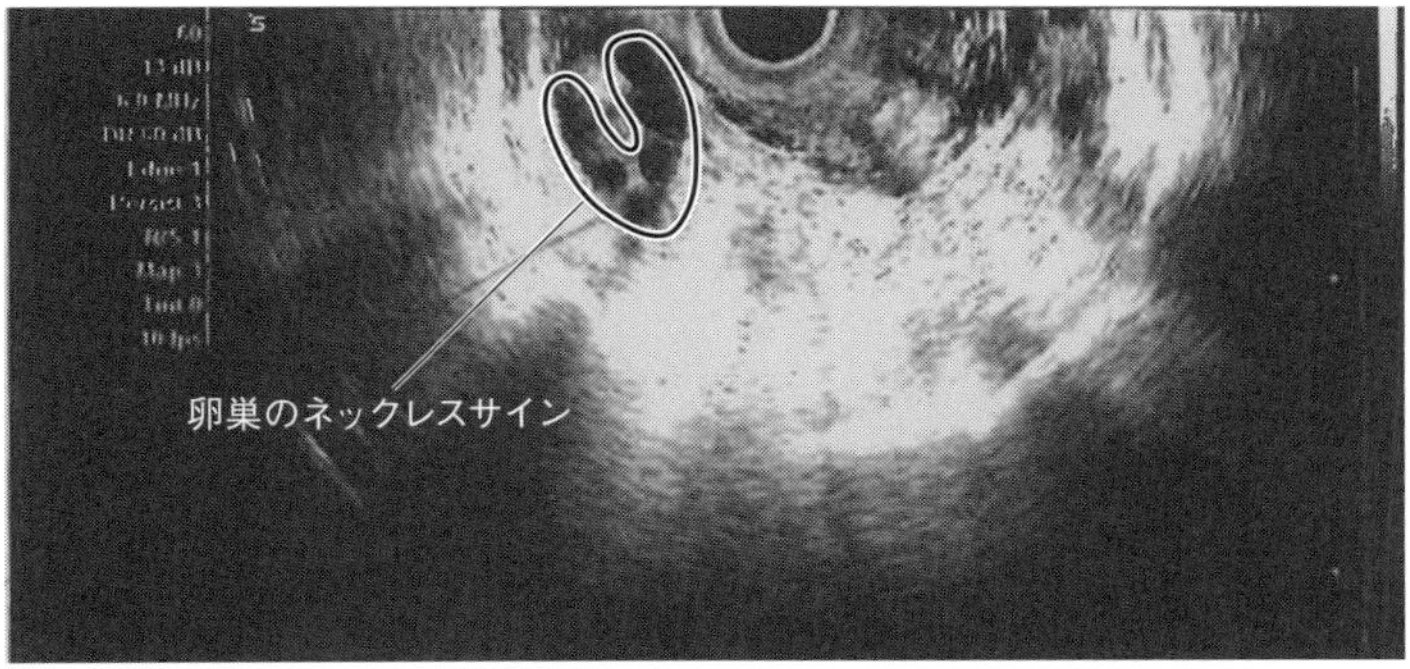

子宮内膜増殖症：子宮内膜は通常、排卵前までは増殖して厚みが増します。この増殖が過度に起こるのが子宮内膜増殖症です。この発生にはエストロゲン過剰状態が関与しています。子宮内膜増殖症が重要なのは、タイプ１の前がん病変と考えられる子宮内膜異型増殖症（⇓Ｑ19）に進むことがあるからです。子宮内膜増殖症や子宮内膜異型増殖症の診断には、子宮内膜の細胞診（⇓Ｑ17）や組織診（⇓Ｑ18）を行う必要があります。不妊症の原因として子宮内膜増殖症と診断された女性は、子宮体がんのリスク要因としても気をつける必要があります。

ホルモン補充療法：エストロゲン単独の補

図 1-4　子宮体がんの発生・進展のメカニズム

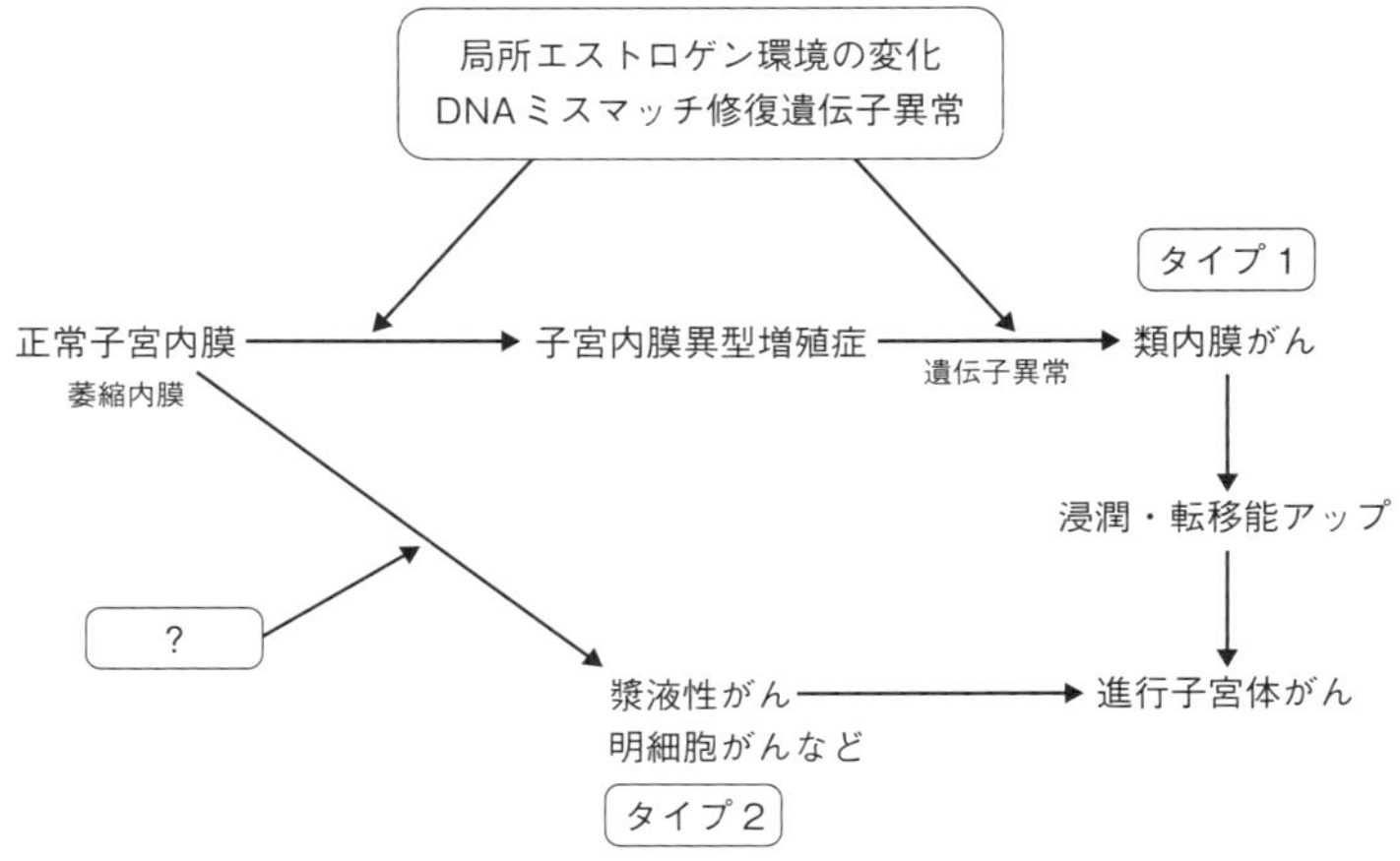

充療法では、未使用の女性に対して子宮体がんのリスクが2〜3倍高くなり、投与期間が長いほどリスクは増大し、使用を中止しても5年以上はリスクが下がらない、といった報告があります。一方、エストロゲンにプロゲステロンを加えたホルモン補充療法（⇓Q14）では、子宮体がんのリスクが未使用の女性と比べて約1／2に減ることもわかっています。

タモキシフェン療法：タモキシフェンとは、乳がん患者の術後再発予防薬です。この薬は、乳腺ではエストロゲン作用を抑制する働きをしますが、子宮内膜ではエストロゲン作用を増強させるため、子宮体がんのリスクが高まるとされています。どうしてこのような違いが生じるのか、まだよくわかっていません。子宮体がんの発生はタモキシフェン使用者500人中1人程度の頻度ですが、使用に当たっては子宮内膜のチェックが必要です。

タイプ2子宮体がんでは、明らかなリスク要因はわかっていません。

一部の子宮体がんの発生には遺伝要因（DNAミスマッチ修復遺伝子異常）が関係していることがわかっています（⇓52ページ特別読物）。

コラム

エストロゲン、プロゲステロンの語源

第1章で登場しているエストロゲン（卵胞ホルモン）とプロゲステロン（黄体ホルモン）。どちらも子宮体がんの発生に重要な働きをしているホルモンですが、語源からは代表的な女性ホルモンであることがわかります。

まずはエストロゲン（estrogen）。ギリシャ語で〝estrus〟は「発情」、〝gen〟は「生じる」を意味します。したがって、エストロゲンは「発情を生じるホルモン」ということになります。

次にプロゲステロン（progesterone）。ラテン語で〝pro〟は「〜のために」、〝gestare〟は「妊娠」を意味します。これに「ステロール分子」を意味する〝sterol〟と「ケトン」を意味する〝one〟がくっついて、プロゲステロンは「妊娠のために働くケトン基を持つステロイドホルモン」ということになります。

黄体ホルモンに関しては、プロゲステロンの他にプロゲストーゲン、プロゲスチン、ゲスターゲンといった同義語があります。黄体ホルモン様生物活性を持つ物質の総称はプロゲストーゲン、生体内で産生される天然型の黄体ホルモンはプロゲステロン、生体内に存在せず合成された黄体ホルモン製剤はプロゲスチンというように、厳密には使い分けられます。本書ではプロゲステロンの用語で統一しています。

（参考）日本産婦人科医会 研修ノートNo.88

コラム

子宮にできるもう一つのがん――子宮頸がん

子宮頸がんのがん化過程に、（ある種のタイプの）ヒト・パピローマウイルスの持続的な感染が関係していることがわかってきました。がん化過程に異形成（異型上皮ともいう）という段階があり、軽度・中等度・高度と段階が進んでいきます。さらに上皮内がんを経て、浸潤がんになります。上皮内がんは従来0期のがんとされていましたが、今ではがんとして扱われることはありません。子宮頸がんとされるのは、子宮頸部に浸潤がんが認められた場合です。

発生のピークは20代後半から40歳前後までで、その後発生は横ばいとなりますが、70代後半以降再び増加が見られます。最近は20代前半での発生数も増加しています。

初期の段階から不正出血を認める子宮体がんと異なり、子宮頸がんは初期の段階（上皮内がんまで）では無症状のことが多く、浸潤がんまで進行すると性交後出血、不正出血、帯下（おりもの）の異常などが認められます。頸がん検診で異常が見つかるほとんどのケースは、異形成もしくは上皮内がんの段階で、自覚症状は見られません。頸がん検診の重要性にはこのような背景があることを知っておいてください。

　子宮頸がん発生とヒト・パピローマウイルス感染との関連がわかり、予防ワクチンの実用化によって「予防可能ながん」となりつつあります。しかし、ワクチン接種後の副反応の問題が解決しておらず、２０１８年現在、わが国では予防ワクチン接種が滞っています。

第2章

子宮体がんの

予防対策

とは？

Q8 子宮体がんの一次予防とは？

A 子宮体がんにならないように日常生活で気をつけることが一次予防です。

具体的には、子宮体がんにならない（発症を予防する）ために、食生活や生活習慣を改善するといった手立てを講じることです。がんの予防というと、今までは二次予防が中心でした。二次予防とは、がんで死なないために早期発見・早期治療を行うことで、子宮体がんでは子宮内膜細胞診によるがん検診が該当します。

対象となるのは、エストロゲンに関連したリスク要因がわかっているタイプ1子宮体がんであることをお断りしておきます。

Q9 一次予防としての食生活は？

Ａ **高脂肪・高カロリー食を制限することです。**

現在、わが国の食生活の内容は、欧米先進国のものと違いがなくなっています。その内容とは、高脂肪・高カロリーの食事を特徴とします。子宮体がんの一次予防では、この高脂肪・高カロリー食を制限することが重要です。脂肪摂取量が多いと体内の脂肪組織が増え、そこで産生されるエストロゲン量も増えることで高エストロゲン状態につながります。これによって子宮内膜はエストロゲンに長期間持続的に刺激され、細胞増殖が促進されるため、子宮体がんが発生しやすくなるのです。わが国の女性は、カロリー源のおよそ45％を脂肪に依存しているといわれています。これは欧米先進国と同様の数値です。アメリカではこの数値を30％以下に減少すべきとするガイドラインが公表されており、わが国の女性にも参考になると考えられます。

一方、積極的に摂取すべきなのが、野菜・果物類、豆・穀類（特に大豆製品）、青魚、コーヒーなどです。大豆に多く含まれるイソフラボンは構造がエストロゲンに似ているため、細胞内でエストロゲン受容体（エストロゲンを体内に取り込むしくみ）に結合し、その結果エストロゲンの吸収を抑え、エストロゲンの作用も抑えると考えられています。また、これらの食品は血中のエストロゲン値を下げる効果があります。コーヒーについては、次のコラムをご参照ください。

コラム

コーヒーと子宮体がんの関係

食の欧米化、特に高脂肪・高カロリーの食事が増えると子宮体がんのリスクが上昇することをQ9で述べました。このように書くと、食の欧米化がすべて悪いことのように思われるかもしれませんが、実は好ましいと思われることもあります。それは、「コーヒーをよく飲んでいる人ほど子宮体がんのリスクが低い」という報告です。

厚生労働省研究班による日本人女性（40〜69歳）を対象とした研究では、コーヒー摂取が週2日以下の人の子宮体がんリスクを1とすると、一日に1〜2杯飲む人のリスクは0・61、3杯以上飲む人のリスクは0・38でした。一日にコーヒーを3杯以上飲む人のリスクは、あまり飲まない人に比べて半分以下に下がるという結果です。アメリカのハーバード大学からは、30〜59歳の看護師を対象とした分析で、コーヒーを毎日4杯以上飲んでいる女性は、一日に1杯未満しか飲まない女性に比べて子宮体がんリスクが25%低いという研究結果が報告されています。さらにこの研究では、カフェイン入りコーヒーに限るとリスクが30%低下すること、カフェインレスコーヒーではそのような低下は認められないこと、健康に気を使っている看護師は砂糖やクリームを加えずブラックで飲む人が多かったこと、紅茶では子宮体がんリスクに何も影響がなかったことも示されました。

コーヒーを飲むことでどうして子宮体がんのリスクが下がるのか、実はくわしいメカニズムはわかっていません。コーヒーに含まれている成分のうち、抗酸化物質のポリフェノール（クロロゲン酸）に抗がん作用があること、ナイアシンによるコレステロール低下とダイエット効果など、いくつかの要因が関係していると思われます。

以上のデータは、日頃からコーヒーを積極的に飲むことが子宮体がんの発生を減らすことを示しています。「一日3杯以上、カフェイン入りコーヒーを飲む、できればブラックで！」。日常生活にこんな習慣を加えてみてはどうでしょうか。

Q10 一次予防としての運動は?

A 毎日1時間は歩くなど、継続して運動することが大切です。

最近、30代後半女性の体力・運動能力が過去最低になったというスポーツ庁の調査結果が公表されました。育児や仕事で忙しいことによる運動離れが背景にあるとされています。運動は子宮体がんの一次予防に効果的です。研究データからも明らかですが、日常生活を活動的に送るとともに、毎日１時間は歩くなど運動を継続することが重要です。各人の日常生活に合わせて、行える運動を見つけて実行してください。日常生活に差し障りなく持続してできる運動として、例えば一日５０００歩以上のウォーキングなどからスタートしてみてはどうでしょうか。ところで、運動をしても、それ以外の時間に長時間座っていると、子宮体がんになるリスクが高くなるという研究もあります。こまめに立って家事をしたり、ちょっとした時間にストレッチをするなど、座りすぎを防ぐ工夫も取り入れてみましょう。

Q11 そのほかの一次予防は？

A 肥満を予防しましょう。BMIが25を超えないような体重管理が理想的です。

がんになるリスク要因として、肥満が確実とされている代表的ながんが子宮体がんです(⇒Q6)。したがって、子宮体がんの一次予防において体重管理は最も重要です。BMIが25を超えないような体重管理が理想的です。

Q9でも述べましたが、肥満に伴って体内に蓄積される脂肪細胞でエストロゲンが産生され、その結果、体内のエストロゲンレベルが上がります。これにより子宮内膜はエストロゲンに長期間持続的に刺激され、細胞増殖が促進されるため、子宮体がんが発生しやすくなるのです。

ところで、日本人女性には欧米人のような極端な肥満女性（BMI35以上）が少なく、日本人女性のすべての年代で肥満者の割合が横ばいから減少傾向にあります。そのことから、日本では、肥満は子宮体がんの増加に大きく影響していないのではないか、若い女性の子宮体がん増加には晩婚化や少子化といったライフスタイルが影響しているのではないかという考えもあります（⇒Ｑ５）。

しかし、20～30代の子宮体がん患者のほとんどに、肥満による月経不順があることから、肥満にならない習慣づくりが重要であることに変わりはありません。体重管理には、先に述べた食生活の改善や運動の継続も密接に関係します。したがって、ここにあげた一次予防策は、どれかひとつだけを実行すればよいのではなく、それぞれをうまく組み合わせて日常生活を送ることが望ましいといえます。

Ｑ12 子宮体がん予防としての経口避妊薬の効用は？

Ａ
経口避妊薬（*ＯＣ）を服用すると、子宮内膜へのエストロゲンの持続的な刺激が避けられ、月経が規則正しくなり、子宮体がんの発症予防につながります。

海外では1970年代に発売された低用量経口避妊薬ですが、日本での発売は1999年で約30年の差があります。経口避妊薬（以下、OC）と子宮体がんリスクの研究に欧米のものが多いのは、このためです。2016年、医学誌*The Lanset*に、経口避妊薬は過去50年間で子宮体がん40万例を予防しており、半数の20万例は直近の10年間のことという研究結果が報告されました。

OCとは、本来避妊を目的として作られたエストロゲンとプロゲステロンを含む薬です。避妊効果はそこなわず、かつ含まれるエストロゲンの量を少なくしたものと理解してください。避妊目的の他にも、月経痛や月経量の軽減、月経前症候群（PMS）や子宮内膜症の治療といった目的でも使われています。規則的に服用すると、排卵を起こすホルモン（ゴナドトロピン）の量が減って排卵が抑制されます。また、子宮内膜へのエストロゲンの持続的な刺激が避けられ、月経が規則正しくなります。こうして子宮体がんの発症予防につながると考えられます。

これまでの報告から、OCの服用期間が長いほど子宮体がんのリスクが低下することがわかっています。具体的には、少なくとも12ヵ月以上服用した女性に子宮体がん予防効果が認められ、その効果は15年間続く、というものです。最近の報告では服用中止後も20年以上予防効果が持続する、とされています。

わが国では子宮体がん患者が年々増加していることから、OCのもたらす恩恵は決して小さくないと思います。子どもを持つことを希望していなくて、子宮体がんリスクを下げたい女性には、できるだけ早い年齢からの服用をおすすめします。ただし、表2-1にあげたように、OC服用が望ましくない場合もありますので、心配な方はかかりつけの婦人科医と相談してください。また、OCは、毎日だいたい決まった時間に服用する必要があるため、飲み忘れると効果を得られなくなってしまいます。服用初期に吐き気や頭痛などの症状が出ることもあります。

OCには卵巣がんの予防効果もあることがわかっています。卵巣がんは発見が遅れると完治が難しいので、OCの予防効果がもっと知られるべきと考えます。一方、OC服用で乳がんと子宮頸がんのリスクが微増すると報告されています。これらのがんが心配な方は、服用前に婦人科医に相談してください。

*OCはoral contraceptiveの略語です。

表2-1　OC服用が望ましくない女性

- 40歳以上
- 喫煙者
- 高血圧
- 肥満
- 血栓症のリスク、既往

Q13 子宮体がん予防としての避妊リングの効用は?

A 一度の装着で数年にわたる避妊効果と同時に、子宮体がん予防の効果が得られます。

避妊リングは、避妊の目的で子宮内に装着する小さな器具(子宮内避妊用具)のことです。一度の装着で数年にわたる避妊効果が得られることから、経口避妊薬(以下、OC)のように避妊のことを毎日考える必要がありません。避妊効果を高めるため、器具に銅や薬剤が付加されています。

付加する薬剤はプロゲステロン(OCの成分の一つ)です。T字形をしている避妊リング、ミレーナを子宮内に挿入しておくと、5年間にわたって、プロゲステロンが極少量ずつ放出されます。銅付加タイプでは月経量が増えることがありますが、プロゲステロンには子宮内膜の増殖を抑える働きがあるため、子宮内膜は薄い状態となり、月経量は減少します。子宮内膜が薄くなると受精卵の着床が妨げられ、避妊リングとして効果を発揮します。また、月経量を減らす効果は、月経量が多くなる病気(子宮内膜症や子宮腺筋症など）や子宮内膜増殖症などの治療にも応用されています。子宮内膜増殖症には子宮体がんの前がん状態と考えられる場合があることから、子宮体がんに対する予防効果も期待できます。

ミレーナには、ＯＣ服用が望ましくない女性（41ページ表2-1）にも使えるというメリットがあります。その一方、過多月経の治療には保険が適用されますが、避妊リングとしての使用は自由診療で高価な点がデメリットです。ただし、同じ目的でＯＣを5年間服用した場合と比べると、ミレーナを使用したほうが安価にすむようです。また、子宮内部の形によっては脱出してしまったり、装着後早期に出血が続くことがあります。ＯＣ同様、使用を希望される方は婦人科医とよく相談してください。

Q14 ホルモン補充療法にも予防の効用はある？

A エストロゲンとプロゲステロンを用いたホルモン補充療法（*HRT）、特に持続的投与法に子宮体がんのリスクを減少させる効果があることがわかってきました。

更年期以後の女性には、エストロゲン不足が原因で更年期症状（のぼせ、ほてり、発汗など）、骨粗しょう症、脂質異常症といった疾患が起こります。不足したエストロゲンを補うのがホルモン補充療法（以下、HRT）です。エストロゲンには飲み薬と貼り薬があります。さらに、エストロゲンだけ使う方法と、エストロゲンにプロゲステロンを加える方法があります。後者はさらに、エストロゲン服用の1ヵ月後半10～14日間にプロゲステロンを加える周期的投与法と、両方を毎日連続して服用する持続的投与法に分けられます。

欧米の研究から、エストロゲンとプロゲステロンを用いたHRT、特に持続的投与法に子宮体がんのリスクを減少させる効果があることがわかってきました。飲み薬でも貼り薬でも効果に違いはなく、またプロゲステロン剤の種類も関係ないという結果でした。子宮内膜の増殖を抑えるプロゲステロンの働きが重要であり、それが毎日連続していることが子宮体がんの発症を予防していると考えられます。最近では、閉経後、ＨＲＴのプロゲステロンサポートに、ミレーナが使えると報告されています。

一方、ＨＲＴは乳がんリスクを微増させるという報告もされています。心配な方は始める前に婦人科医とよく相談してください。ＨＲＴを行っている間も、定期的に乳がん検診を受けることが重要です。

わが国では、ホルモン剤の使用に抵抗感を持つ女性が多いのも事実です。しかし、近年ではＯＣ、プロゲステロン付加避妊リング、ＨＲＴの効用が少しずつ知られるようになり、子宮体がんの予防対策としてホルモン剤の使用が考慮されるようになってきました。

＊ＨＲＴはhormone replacement therapyの略語です。

Q15 「子宮がん検診」を受けていれば安心？

A 「子宮がん検診」というのはほとんどが「子宮頸がん検診」のことであり、通常は「子宮体がん検診」は含まれません。

わが国では老人保健法による保健事業によって、がん検診の全国的体制が整備されています。「子宮がん検診」もその枠組みの中で行われています。ここで皆さんの職場や自治体で行っている子宮がん検診について考えてみましょう。

「子宮頸がん検診」で行われる子宮頸部細胞診と異なり、一定年齢の無症状女性に「子宮体がん検診」で行われる子宮内膜細胞診をあまねく行っても、死亡率減少効果について適切に判断できる根拠が得られません。さらに、費用対効果の点からも子宮内膜細胞診を用いた集団検診の有用性は認められていません。

では、子宮頸がん検診に際して子宮体がんはまったく無視されてしまうのかというと、そうではありません。表2-2にあげたような条件を満たす場合には、子宮頸がん検診時に子宮体がん検診を行います。これに関しては、年齢や月経歴だけでなく、不正出血の有無が重要です。検診では必ず問診票が渡されますので、ご自身の正確な情報を記入することが大切です。子宮頸がん検診は無症状の女性もすべて対象とするのに対して、子宮体がん検診は症状やリスクのある女性を対象とします。死亡率減少効果を考えると、両者にはこのような違いがあるのです。

子宮体がんが心配、でも子宮頸がん検診を受けただけという方は、ご自身で婦人科を受診して子宮体がん検診を受けることをおすすめします。第３章をご参照ください。

表2-2　子宮頸がん検診時に子宮体がん検診を考慮する場合

AかつB、またはCの場合
A. 過去６ヵ月以内の不正出血
B. 次のいずれかの場合 ・50歳以上 ・35歳以上の未妊婦で月経不規則 ・閉経以後
C. 医師が必要と認めた場合 ・子宮肥大 ・内膜肥厚 ・その他

産婦人科診療ガイドライン－婦人科外来編2014

コラム

文学作品に登場する子宮体がん

子宮体がんの代表的な症状は不正出血です。子宮体がんは閉経前後の女性がよくかかることから、不正出血を閉経前の月経不順ととらえて病気だと思わない女性がいることも事実です。子宮体がんの診断が遅れる落とし穴というべきこの勘違い、このあたりの女性のことが描かれている作品が、松本清張氏の「再春」という短編です。

主人公は、地方在住でこれから中央文壇へのデビューを意気込む女性作家。そのための題材探しをしていたところ、知り合いの女性から去年亡くなった友人の話を聞いた。その話の概略は、「40代後半で月のものがあがってしまい、もう女ではなくなったと寂しく感じていた友人の女性だったが、3年後に月のものが急にあり、しかも若い時のように四日も五日も続いた。もうすっかり女でない気でいたのにとてもうれしい、わたしに再度の春が来たと大はしゃぎしていた。しかし、その友人は間もなく亡くなった」というもの。主人公はこの話を基に小説を書き上げて発表するのですが……。

ここに描かれているのは、閉経したと思っていた女性が、予期せぬ不正出血を月経と勘違いし、それが不幸な結果につながるという話です。主人公を通して松本氏は、「世の中に子宮癌という病気が存在するかぎり、これと同じ話はいっぱいあるはずである」と書いていますが、この作品が発表された昭和54年ならともかく、現代ではこのような女性が一人でも少なくなってもらわねばと思います。

もうひとつは、村田喜代子氏の『焼野まで』。これは東日本大震災直後に作者自らが子宮体がんと診断されて放射線治療を受けることを決め、治療に通った体験に基づく小説です。放射線治療の副作用に苦しむ主人公を通して、闘病生活中の心情が細かに描かれています。村田氏はインタビューで、「福島では原発の放射能被害が言われているのに、片や自分は治療のための放射線を体に照射している。全く別物だとはわかっていても後ろめたさのようなものを感じた」と語っています。「治療の日々を小説としてどう構成しようかと考える楽しみがあった」とも述べており、同じ治療を受ける方にとっては、治療を乗り越えるヒントがあるのではと思います。

「再春」新潮文庫『隠花の飾り』所収
『焼野まで』朝日新聞出版

コラム

子宮体がんであることを公表した著名人

久和《くわ》ひとみさん。女性ニュースキャスターの草分けとして活躍された女性です。筆者は同世代ですので、彼女が出ていた「CNNデイウォッチ」や「ニュースの森」といった番組での姿を懐かしく思い出します。そんな才能あふれる彼女が、2001年に40歳という若さで亡くなってしまいました。その原因は子宮体がん。彼女の場合、不正出血と下腹痛で病院を受診したときには、がんはかなり進行した状態でした。以前から子宮筋腫を指摘されていて、不正出血は子宮筋腫からきたものと思い込んでいた節があったそうです。一般的な子宮体がんの発症年齢からすると仕方なかった面もあるのですが、子宮筋腫を指摘されている20~40代の女性には、久和さんのケースを子宮体がんにも関心を持つきっかけにしてほしいと思います。彼女の日記をもとにした闘病のドキュメント『絶筆』(小学館)には、手術、抗がん剤、放射線といった治療を受けながら綴った彼女の想いが書かれています。

原千晶さん。タレント活動とともに、自身のがん体験を公表し、がんとの共生を発信している女性です。彼女は初期の子宮頸がんで子宮頸部の一部を取り除く円錐切除手術を受け、その4年後に頸部だけでなく奥の内膜にも新たながんが見つかった、すなわち子宮頸がんと子宮体がんを併発したという体験を語っています。子宮体がんが見つかったのは30代半ば、不正出血や下腹部の激痛という症状があったそうです。

カミラ・グラマー（Camille Grammer）さん。アメリカの女優。リンチ症候群（⇒56ページコラム）の家系で、自身30代で子宮体がんと診断され子宮を摘出しています。診断から手術までの時間が長かったことを公開し、その点を含めて啓発運動の先頭に立っているそうです。子宮体がんのサバイバーとして、情報発信しています。

遺伝する子宮体がんもあります

がんの遺伝要因とは?

がんは遺伝子の異常が積み重なって発生します。この遺伝子異常の原因として、環境要因と遺伝要因があげられます。子宮体がんで考えれば、第1章で説明したエストロゲンは前者に該当します。多くの場合は環境要因が関係してがんが発生するのですが、中には遺伝要因が主原因で発生するがんが存在します。これが「遺伝性がん」で、がんが遺伝するというのは、この遺伝性がんのことを指しています。似た用語で「家族性がん」という言い方があります。ひとつの家系に、同じ臓器のがんにかかった人が何人もいるケースで、環境要因によるものがほとんどです。したがって、遺伝性がんと家族性がんの関係は図1のようになります。同じような意味合いで使われる用語ですが、厳密にはこのような違いがあります。

では、がんの遺伝要因とは何でしょうか? それには、遺伝性がんの発生する仕組みが、一般のがんと遺伝子レベルで異なっていることを理解する必要があります。私たちの体を構成する細胞のうち、生殖細胞(卵子あるいは精子)を除いた細胞(体細胞)には、染色体上に両親からの遺伝情報を持っている一対の遺伝子が存在します。一般のがんは、

図1　遺伝性がんと家族性がんの関係

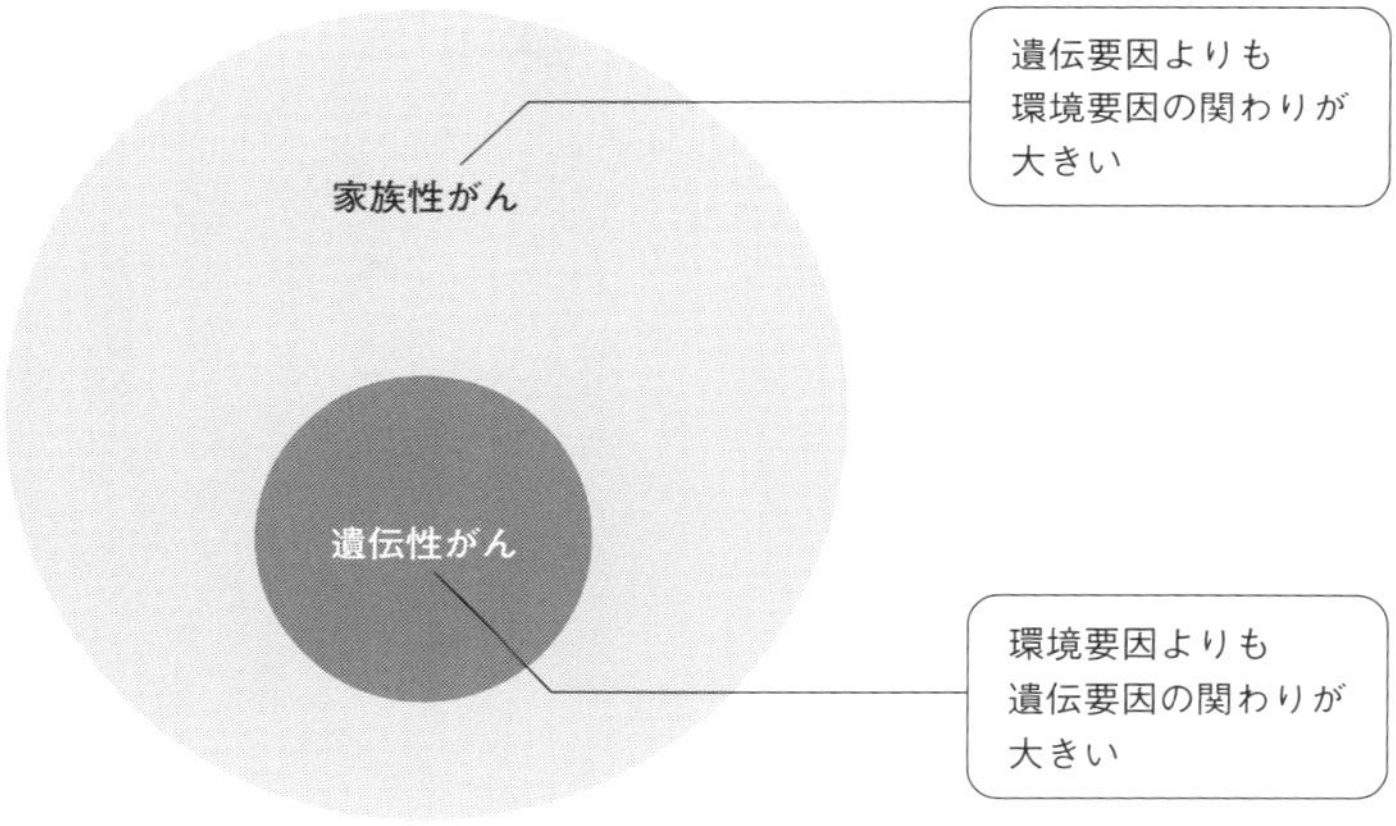

これらの遺伝子に起こった異常（体細胞変異）の結果、発生します。一対の遺伝子それぞれに異常が起こる必要があるため、がんの発生までには長い時間がかかります。

これに対して、両親のどちらかの生殖細胞に遺伝子異常（生殖細胞変異）があり、これが原因となって発生するのが遺伝性がんです。生まれつき生殖細胞変異を持っている人（保因者）は、生まれた時点ですでに一対の遺伝子の片方に異常があるため、育つ過程で、もう片方の遺伝子に異常（体細胞変異）が起こればがんが発生します。遺伝性がんが若年者（50歳未満）に多いのはこのためです。一般のがんでは、がんになった臓器以外では体細胞変異は認めませんが、遺伝性がんの保因者では、体中すべての臓器に生殖細胞変異を認めます。遺伝性がんの遺伝子異常が血液検査で調べられるのは、このような理由からです（図2）。

現在約70種類の遺伝性がんが報告されていて、生殖細胞変異がある遺伝子（原因遺伝子）もわかっています。遺伝性がんのすべてを合わせてもがん全体の5～10％を占める程度です。その中で最も頻度が高く、また遺伝性子宮体がんと関連があるのがリンチ症候群です。

「子宮体がん」をはじめとした遺伝性がんについては、拙著『女性なら知っておきたい「遺伝性がん」のこと』（２０１４年、講談社）に詳しいので、ご参照ください。

図2　体細胞変異と生殖細胞変異

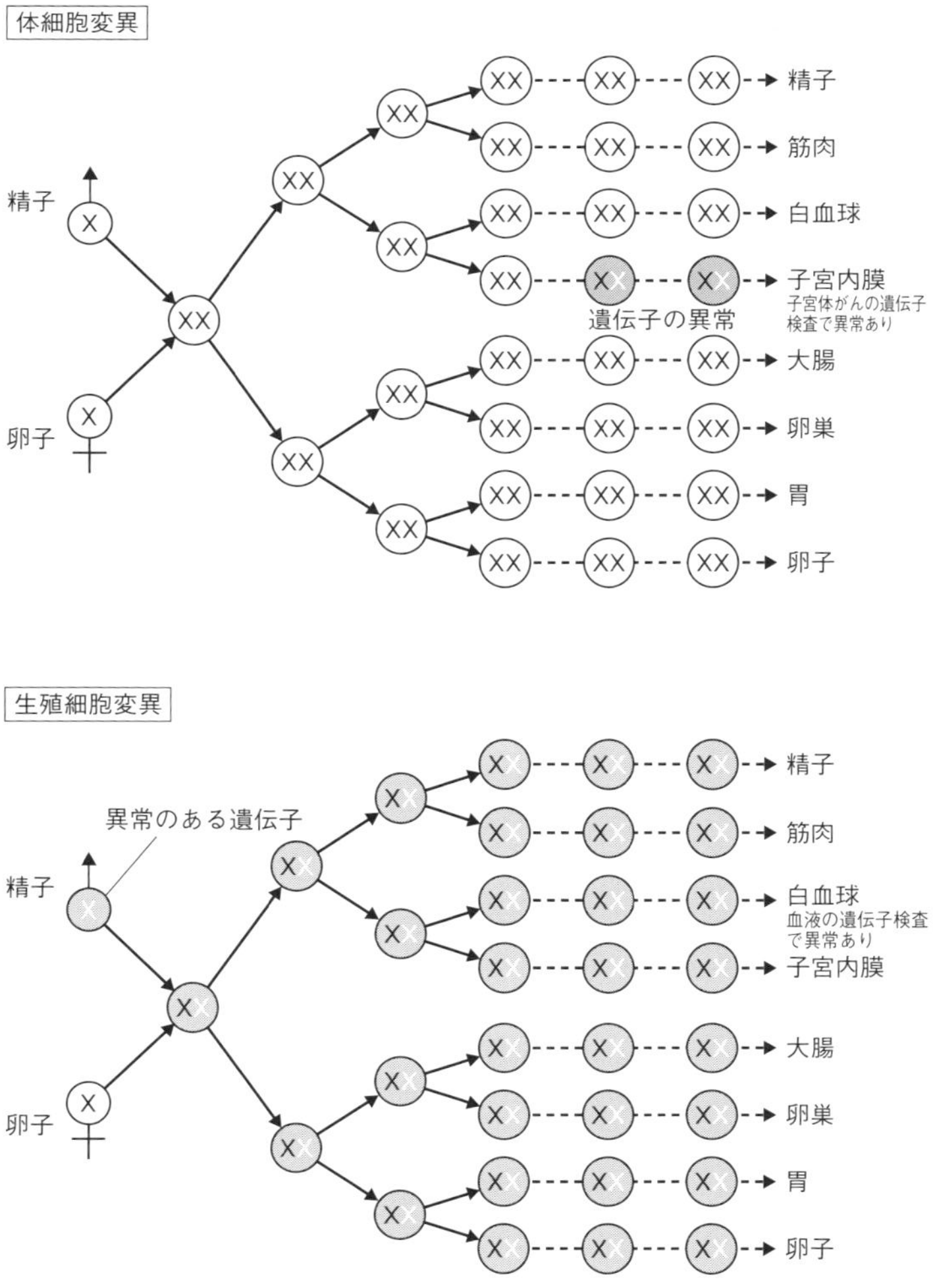

コラム

リンチ症候群の歴史

リンチ症候群（遺伝性非ポリポーシス大腸がん）の歴史をひもとくと、1913年にアメリカのミシガン大学の病理学者アルフレッド・ワーチン（Alfred Warthin）が報告した大腸がんの多発家系が最初の報告例とされます。その家族はドイツ系移民の家系であることから「Family G」と名付けられ、がんが世代を経て発生し、大腸がん以外では子宮体がんなどがしばしば発生するといったリンチ症候群の特徴が見られました。最初にワーチン医師に相談した女性が子宮体がんの患者だったことも知られています。

Family Gの調査はその後も続けられ、1971年になってアメリカのクレイトン大学の内科医ヘンリー・リンチ（Henry Lynch）が膨大な調査結果をまとめました。それによると1895年から1970年の間に家系員650人中95人にがんが発生し、遺伝の仕方が常染色体顕性遺伝（図3）であることが明らかになったのです。この遺伝性がんの重要性を広く知らしめることにリンチ医師が貢献したことにちなみ、リンチ症候群という病名が生まれたわけです。

リンチ医師の報告後、がんの発生が遺伝子レベルで説明できるようになると、Family Gのがんの遺伝にはDNAミスマッチ修復遺伝子のひとつ、MSH2の変異が関係していることも明らかになりました。現在、Family Gの家系構成員は2000人を優に超えており、遺伝性がんの研究に貴重な情報を提供し続けています。

図3　常染色体顕性遺伝

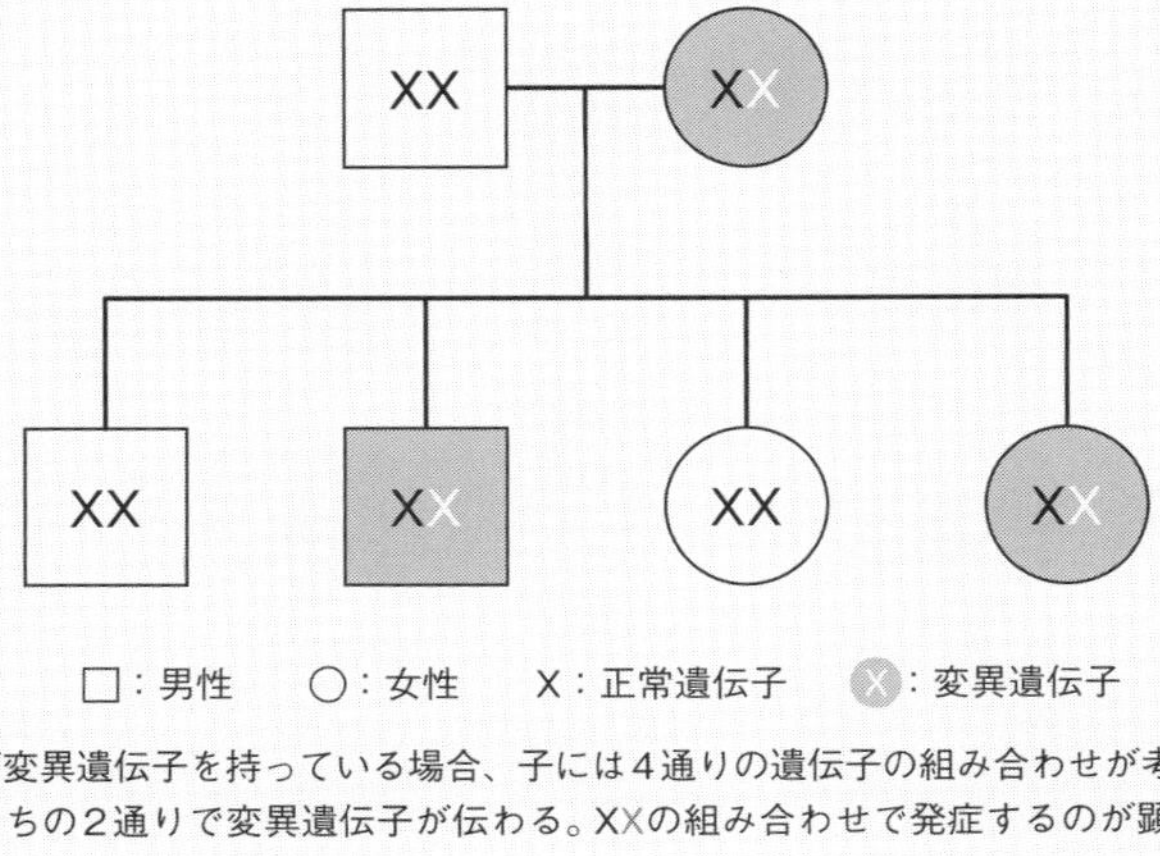

女性が変異遺伝子を持っている場合、子には4通りの遺伝子の組み合わせが考えられ、そのうちの2通りで変異遺伝子が伝わる。XXの組み合わせで発症するのが顕性遺伝。

コラム

がんの家族歴

がんの遺伝を考える場合、がんの家族歴が基本になります。これは、近親者のがんに関する具体的な情報のことです。遺伝性がんには次のような特徴があります。家族歴ではこれらの特徴がある人を見落とさないことが重要です。

① 同じ臓器のがんにかかった人が何人もいる。
② 若い年齢（50歳未満）でがんにかかった人がいる。
③ ひとりで何度もがんにかかった人がいる。

これらの特徴がある家系では、がんの家族歴を調べることで遺伝の関与を推定できることもあります。また、ほとんどの遺伝性がんでは、かかった人の性別は関係ありません。したがって、父方、母方のがんにかかったすべての近親者の情報が参考になります。ある人の家族歴を調べる場合、その人と近親者との遺伝的なつながりが重要です。遺伝学では、本人との「遺伝子を共有する割合」によって、近親者を次のように定義します。

第1度近親者：本人と遺伝子を1／2共有する人（遺伝学的な親、子、兄弟姉妹）

第2度近親者：本人と遺伝子を1／4共有する人（遺伝学的な祖父母、孫、おじ・おば、おい・めい）

第3度近親者：本人と遺伝子を1／8共有する人（遺伝学的な曾祖父母、曾孫、いとこ、大おじ、大おば）

遺伝性がんの診断には、第3度近親者の情報まで得られれば理想的ですが、核家族化が進んでいる現在ではなかなか難しいようです。その場合は、可能な限り第2度近親者の情報まで調べてください。

家族歴では「肉親」という言葉を使うこともありますが、家系内である人と他の人の遺伝子を共有する割合を考える場合には、近親者という言葉を使ったほうが正確です。また、「1親等」「2親等」という用語もありますが、これは法律上の親族の遠近関係をあらわすもので、遺伝的なつながりを示す場合に使うのは適切ではありません。

コラム

家族歴が役立ったケース

子宮体がんの早期発見に、がんの家族歴が役立ったケースを紹介します。

Aさんは43歳のとき、市の子宮頸がん検診で要精検の結果で、婦人科を受診。このときの家族歴聴取でリンチ症候群が疑われたため（母：大腸がん&子宮体がん、母方祖父：大腸がん、母方叔母：大腸がん重複）、以後、頸がんだけでなく体がん検診も定期的に受けることになりました。頸がん検診の結果は正常化して異常なしが続いていましたが、初診から5年後（48歳）の体がん検診は疑陽性でした。すぐに子宮内膜組織診を行い、体がんと診断されました。この時点でAさんは閉経前であり、体がんを疑うような症状はありませんでした。初診時の家族歴から、自身のがんのリスクが高いことを理解し、症状がなくても定期的に受診した結果、子宮体がんを早期の段階で発見することができました。

「自身のリスクを正確に知り、それに適した予防対策をとることが重要！」とは、遺伝性乳がん・卵巣がん症候群で乳房と卵管・卵巣を予防的に切除したアンジェリーナ・ジョリーが、術後に記した言葉です。

第3章

子宮体がんを早く見つけるためには?

Q16 子宮体がんの検査・診断の流れは？

A 子宮内膜細胞診、子宮内膜組織診、経腟超音波検査、場合によっては子宮鏡検査も併用し、さらにMRIやCT、PETといった画像検査で検査・診断が進みます。

子宮体がんを発見するためには、まず「子宮内膜細胞診」を行います。これは細い棒状の器具を子宮腔内に挿入し、内膜細胞を直接採取して検査する方法です。子宮内膜細胞診で疑わしい場合や、異常が認められる場合には、次に「子宮内膜組織診」を行います。これは匙状の器具を子宮腔内に挿入し、採取した内膜組織を詳しく観察して確定診断を行う検査です。どちらの検査も子宮腔内から採取する検査のため、痛みを伴うことが少なくありません。また未産女性や高齢女性では、子宮腔内に器具を挿入することが難しい場合もあります。

子宮内膜組織診では、子宮腔内を直接見ながら内膜組織を採っているわけではありません。そこで疑わしい部位を正確に見定めたうえで組織を採取するためには「子宮鏡」を用います。これは子宮内腔の状態を観察するのに極めて有効な内視鏡検査ですが、わが国ではまだ外来レベルの検査法として十分に普及していません。

検査の痛みが少なく、短時間で結果がわかる「経腟超音波検査」は、今では婦人科検査には欠かせません。子宮体がんの検査も例外ではなく、子宮体がんでは子宮内膜の厚みが増してくることが多いことから、経腟超音波検査で子宮内膜の厚さを測ります。特に内膜細胞診や内膜組織診で異常が疑われる場合には、子宮内膜の肥厚の程度を調べるとともに、がんが内膜にとどまっているか、それとも子宮筋層に入り込んでいるかをチェックします。また、前述した内膜の細胞診や組織診で器具の挿入が難しい場合には、経腟超音波検査の結果で代用することもあります。この検査は内膜の細胞診や組織診のような痛みを伴わない利点はありますが、初期のがんを検出できない可能性もあるため、確定診断に用いることはできません。

今まで述べてきた検査によって子宮体がんの存在が疑われる場合には、がんが子宮内膜にとどまっているか、それとも周囲に浸潤しているかを調べる必要があり、そのためには「画像検査」が欠かせません。ＭＲＩやＣＴ、ＰＥＴといった画像検査で病変の広がりを検索します。

子宮体がんには確立された「腫瘍マーカー」（⇩Ｑ26）はありませんが、ＣＡ１２５や

CA19-9といった腫瘍マーカーが診断の補助に用いられています。がんが存在して腫瘍マーカーが高値を示す場合、その値を追うことで治療効果の判定に使うことができます。

　以上、子宮体がんの検査・診断の流れをフローチャートにしました（図3-1）。この流れの中のどこに当たるかを意識しながら第3章をお読みください。

Q17 子宮内膜細胞診とは？

A 子宮体がんの最初のスクリーニング

図3-1　子宮体がんの検査・診断

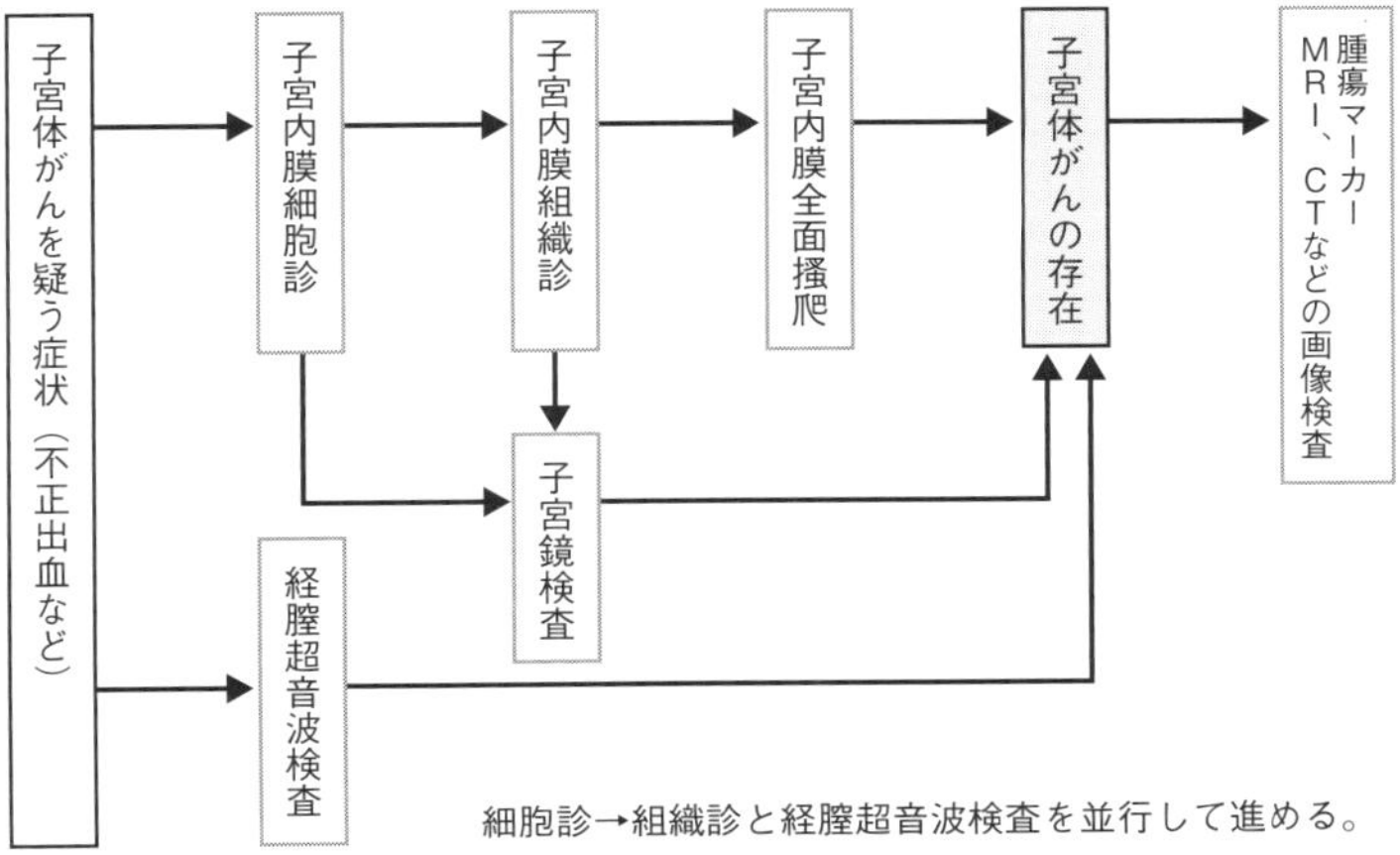

細胞診→組織診と経腟超音波検査を並行して進める。

検査（病気の疑いを見つける検査）が、子宮腔内から直接内膜細胞を採取する子宮内膜細胞診です。細胞採取の方法には、擦過法と吸引法があります。両者間で子宮体がんの検出率には大きな差はありません。判定は、陰性、疑陽性、陽性の3段階で評価し、陽性あるいは疑陽性の場合はさらに細かく分類します。

擦過法は、外筒の中に収納された中軸の先にブレードやリング、あるいはブラシが付いている器具（67ページ図3-2）を外筒に収めた状態で子宮腔内に挿入し、腔内で外筒を引いて中軸を出し、これを回転させて内膜を擦過し細胞を採取する方法です（68ページ図3-3）。擦過法では採取できる細胞量が多く、出血がある症例でも実施可能ですが、器具を挿入できないケースがやや多いところが欠点です。

吸引法は、先端に小さな穴がいくつもあいているポリエチレンチューブを10㎖注射筒に接続したもので（図3-2）、これを子宮腔内に挿入し、注射器を操作して子宮内膜細胞を吸引採取します（図3-3）。吸引法では器具を挿入できないケースは擦過法より少ないのですが、採取できる細胞が擦過法より少なく、また出血が多い症例には向いていません。

採取器具が子宮腔内に挿入できない場合には、さらに子宮ゾンデという金属製の器具を用いて子宮腔内の方向性を確認し、操作を慎重に進めることもあります。しかし、無理にこの操作を続けると、痛みを感じたり、低血圧を引き起こして失神したり、時には子宮穿《せん》孔《こう》（子宮を傷つけ穴があくこと）を起こすこともありえます。操作が難しい場合には、後で解説する経膣超音波検査で代用します。

判定を見る際に気をつけなくてはならないのは、子宮体がんの検出率（疑陽性＋陽性）が約90％と高い一方で、陰性でも約５％は子宮体がんだということがある点です。この場合、子宮内膜細胞診の結果からは子宮体がんが見落とされてしまいます。子宮筋腫を合併していると十分な内膜細胞が採取できないといったことも考えられます。子宮内膜細胞診が陰性であっても、出血やおりものの異常といった症状が続く場合や、経膣超音波検査で体がんが疑われる場合には、積極的に子宮内膜組織診を受けるべきです。子宮内膜細胞診が陽性あるいは疑陽性の場合は、さらに細かく分類されます（68ページ表３-１）。

子宮内膜細胞診の精度を高める目的で、液状検体細胞診（＊ＬＢＣ）法の研究および実用化も進んできました。

＊ＬＢＣはliquid based cytologyの略語です。

図 3-2　子宮内膜細胞採取器具

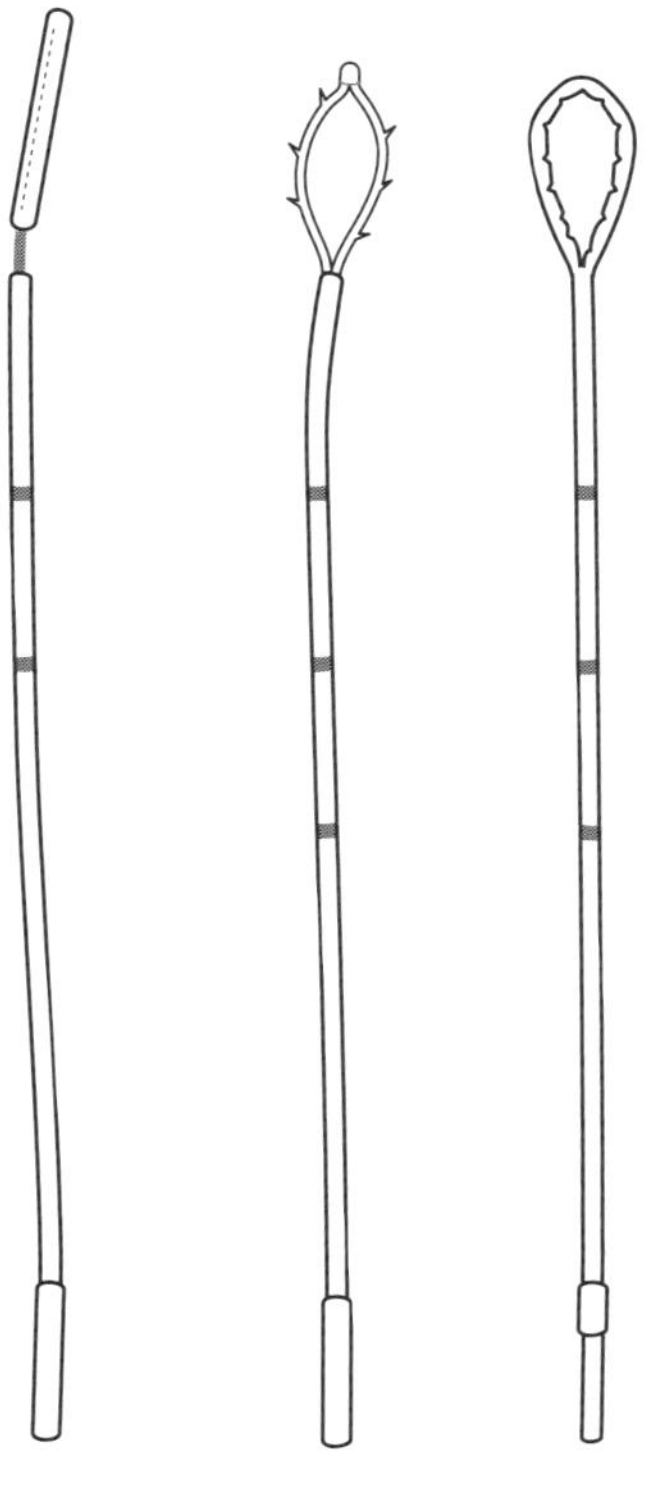

擦過法器具

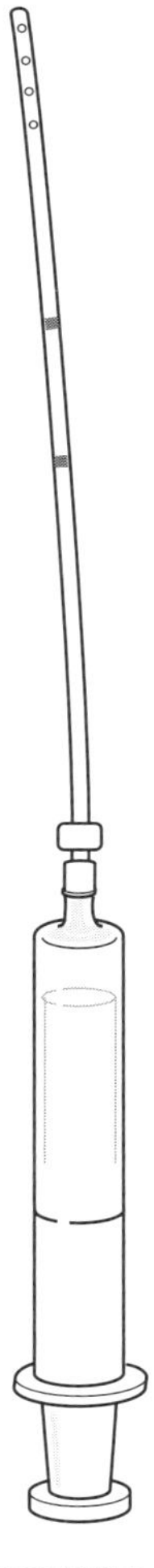

吸引法器具

図 3-3　子宮内膜の細胞採取法

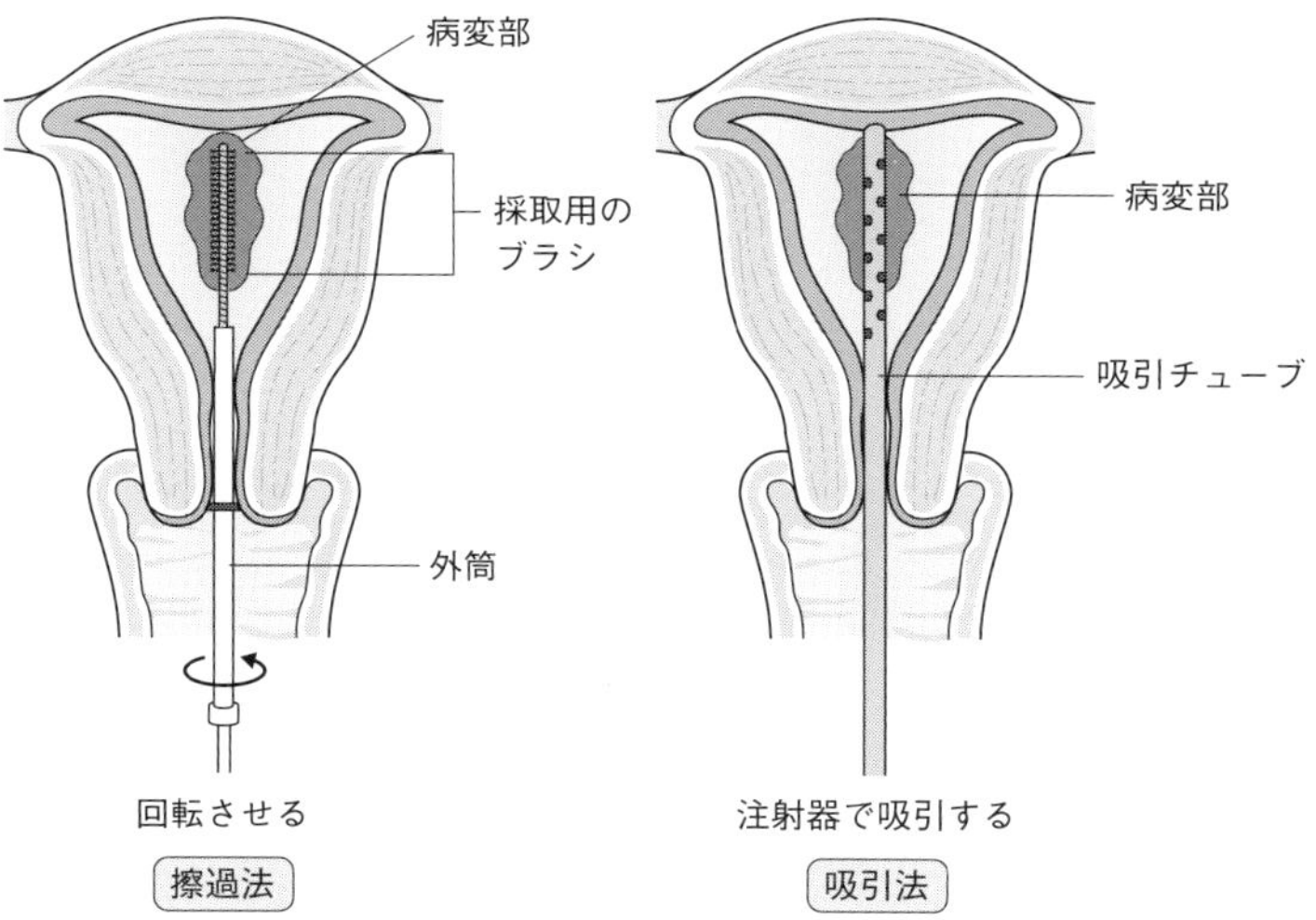

表 3-1　細胞診の分類結果

結果	略語	推定される病理診断	運用
異型腺細胞	AGC	腺異型または腺がん疑い	要精密検査： コルポスコープ、頸管および内膜細胞診または組織診
上皮内腺がん	AIS	上皮内がん	
腺がん	Adenocarcinoma	腺がん	
その他の悪性腫瘍	Other malig.	その他の悪性腫瘍	要精密検査：病変検索

コラム

液状検体細胞診

液状検体細胞診（LBC）とは、採取した内膜細胞を専用の保存液に回収して細胞浮遊液として保存し、さらに専用の機器で細胞診標本を作製する方法です。採取した細胞をプレパラートに塗りつける従来の塗抹《とまつ》法に比べて、背景がきれいな細胞診標本が得られるので、診断に適さない標本が少なくなり、標本が見やすく診断に苦慮するケースが減り、子宮体がんのスクリーニングに適する方法です。組織診と比べても劣らないほどの高い診断精度が期待されています。わが国では、まだ一部の施設だけでしか実施されていませんが、将来は液状検体細胞診が子宮内膜細胞診の主体になると考えられます。

Q18 子宮内膜組織診とは?

A

子宮内膜細胞診で疑陽性または陽性と判定された場合、子宮内膜組織診を行います。また、子宮内膜細胞診が陰性でも、子宮内腔からの出血が続いていたり、経腟超音波検査で体がんが疑われる場合にも子宮内膜組織診を行います。子宮内膜採取の方法にはキュレット法と吸引生検法があります。

検査に当たって、次のような準備を行います。まずは閉経前の女性は問診で最終月経を聞かれ、妊娠していないことを確認されます。子宮や腟に炎症が疑われる場合は検査を見合わせます。医師は内診で子宮の大きさや形状を、経腟超音波検査で子宮の傾き具合や内膜の厚さ、病変が疑われる部位を把握します。さらに子宮ゾンデという金属製の細い棒で子宮の深さと方向を確認します。こうして準備を整えてから、子宮内膜採取に進みます。子宮内膜組織診の適応と禁忌を(表3-2)にまとめました。

キュレット法は小型のキュレットゾンデを子宮腔内に挿入し、前、後ろ、左、右4方向の内膜壁から組織を採取します（72ページ図3-4）。閉経後の女性では子宮萎縮のために内膜採取が困難な場合もあります。より多くの内膜組織を採取するために、麻酔をかけて痛みを軽減した状態で子宮内膜の全面掻爬《そうは》をすることもあります。

吸引生検法はピペットキュレットを子宮腔内に挿入し、内膜組織を吸引採取する方法です（図3-4）。キュレット法に比べて痛みが少ないだけでなく、内膜細胞診と同程度の痛みで、より診断精度が高い結果が得られることから、欧米ではこの方法が標準的な検査法となっていますが、日本ではまだまだ標準的とは言えない状態です。最近では

表3-2　子宮内膜組織診の適応と禁忌

適応
①内膜細胞診で疑陽性あるいは陽性の患者
②腟細胞診に内膜細胞が出現する閉経後の患者
③閉経後出血のある患者
④閉経後子宮瘤膿腫をもつ患者
⑤不正出血のある閉経前後の患者
⑥エストロゲン単独のホルモン補充療法（HRT）を受けている患者
⑦タモキシフェン服用患者
⑧多嚢胞性卵巣などで排卵障害のある患者
⑨卵巣顆粒膜細胞腫などエストロゲン産生腫瘍をもつ患者

禁忌
①妊娠が疑われる場合
②頸部や子宮内に強い炎症所見を伴う感染があり、上行性感染の危険がある場合
③凝固障害を伴う血液疾患

日本産科婦人科学会編『産婦人科研修の必修知識 2007』

図3-4　子宮内膜の組織採取法

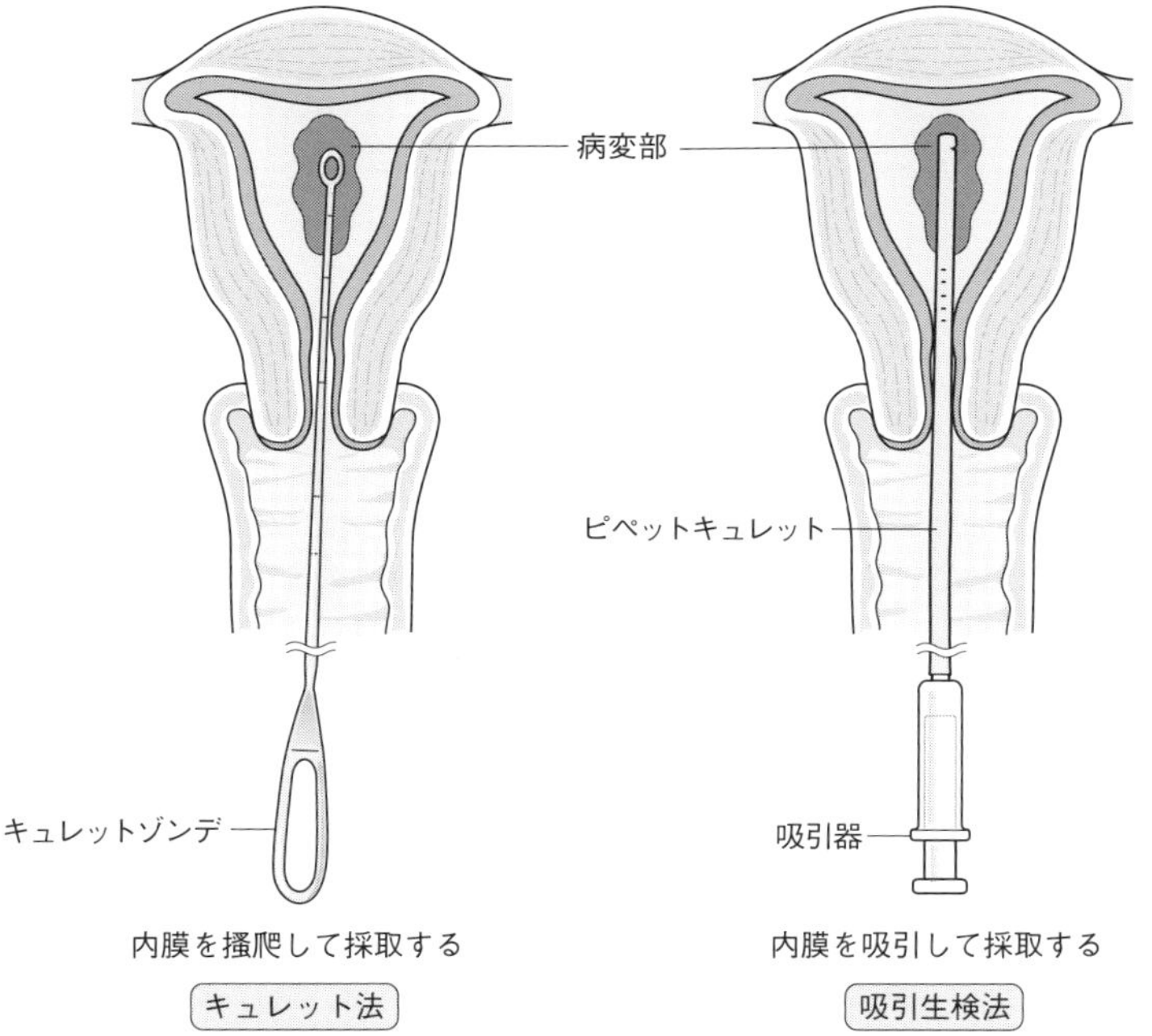

全面掻爬と遜色ない量の組織を吸引・採取できる器具も使用可能です。

子宮内膜細胞診では疑陽性または陽性の結果を繰り返すのに、子宮内膜組織診では異常を認めないことがあります。この場合、病変部から組織を採取できず、取りこぼしている可能性が考えられるため、麻酔をかけた状態で子宮鏡を併用し、子宮内膜の全面掻爬をすることもあります。

Q19 子宮内膜の前がん病変とは？

A **体内でエストロゲン過剰状態が長期にわたって続くと、子宮内膜へのエストロゲン刺激も増え続けて内膜が増殖します。この状態が子宮内膜増殖症で、さらに内膜の組織が変化したものが子宮内膜異型増殖症です。**

これらの病態は不正出血を伴うことが多く、子宮内膜細胞診もしくは子宮内膜組織診で診断されます。子宮内膜増殖症では、内膜腺の過剰増殖を認めるものの細胞異型は認められないのに対して、子宮内膜異型増殖症では、不規則な内膜腺の過剰増殖とともに、増殖した腺細胞に異型が認められます。ここでいう細胞の異型とは図3-5（74ページ）のような所見を内膜腺細胞で認める場合です。

Ｑ２で述べたように、「タイプ１子宮体がん」はエストロゲン優位のホルモン環境から発生しますが、そのがん化過程の〝がんになる直前状態〟が前がん病変です。子宮体がんへの進展リスク（がん化率）を調べた研究によると、子宮内膜増殖症は１〜３％に対して、子宮内膜異型増殖症は8～30%と高率であることがわかっています。したがって、特に子宮内膜異型増殖症は子宮体がんの前がん病変としてとらえられます。また、子宮内膜増殖症は早期の体がん（高分化型）と共存することがよくあります。子宮内膜組織診で採取した組織片が少ないと、子宮内膜増殖症の部分のみが採取され、体がんが見落とされる可能性もあります。

図 3-5　細胞異型

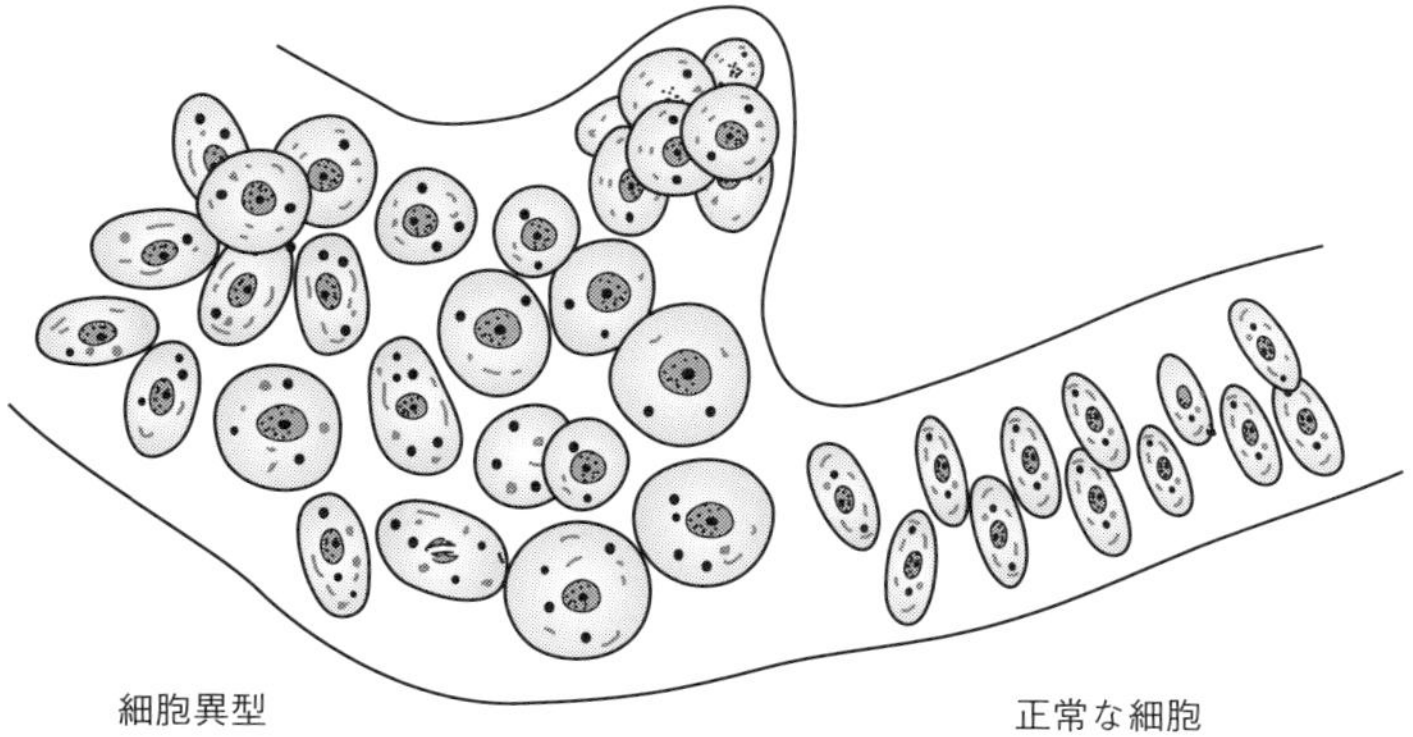

異型細胞とは

細胞の増大、核細胞質比の増大、核腫大、核の円形化、核小体が目立つ、核クロマチンの増量、核膜の肥厚、核の空明化などを認める

細胞は増殖し、部分的に多層化が著しく、腺管内へ乳頭状に突出する

Q20 子宮体がんの組織型と分化度とは?

A ほとんどの子宮体がんは子宮内膜の腺細胞から発生する腺がんです。腺がんはその組織型（種類）によって類内膜がん、漿液性《しょうえきせい》がん、明細胞がん、粘液性がんなどに分類されます（15ページ表1-2）。分化度（悪性度）は細胞がどの程度分化しているかであらわし、高分化型は低悪性度、低分化型は高悪性度ということになります。

子宮体がん全体の80%以上は類内膜がんで、この組織型はタイプ1子宮体がん（エストロゲン過剰状態が関与）の多くを占め、Q19で解説した前がん病変（子宮内膜異型増殖症）から発生すると考えられています。

類内膜がんは、がん細胞の悪性度によって、高分化型、中分化型、低分化型に分けられます。

細胞は分裂しながら成熟（分化）していきますが、最初は未熟（未分化）な細胞が低分化、中分化、高分化と進んで、やがて成熟細胞になります。この成熟した細胞ががんになると（高分化型がん）、正常細胞と似ていることから一般に悪性度は低いのに対して、成熟度の低い細胞ががんになると（低分化型がん）、増殖や転移が速く、悪性度が高いという特徴があります。中分化型がんは両者の中間です。分化度は3段階のグレード（G）に分類され、G1（高分化型）、G2（中分化型）、G3（低分化型）になります（表3-3）。

Q21 類内膜がん以外の組織型とは？

A 類内膜がん以外の組織型は頻度が少ないことから特殊型とされ、タイプ2子宮体がん（エストロゲンが関与しない）が該当します。

表3-3　子宮体がんの組織学的分化度

G1	充実性発育部分が5%以下
G2	充実性発育部分が6〜50%
G3	充実性発育部分が50%以上

充実性発育部分とは、腺細胞が密に増殖している部分のこと。
細胞異型が著明な場合にはグレードを1つ上げる。

こちらのタイプは前がん病変が不明で、分化度による分類はできません。がん細胞の核異型（核の大きさ、変形の度合いなど）に注目して悪性度を判定します。

Q22 子宮鏡検査とは?

A 子宮体がんが疑われる場合に、子宮腔内を直接に見て病変の有無を調べる内視鏡検査のことです。

子宮体がんと思われる症状があるのに、組織診断では子宮体がんと確定できない場合に、病変部位がどこにあるのか、その形態や広がり具合はどうなのかなど、子宮体がんの診断に有効な情報が得られる検査です。例えば、子宮腔内で突起状に増殖し、表面に異常がある血管の病変が見られれば、その部分を採取してがんかどうかを診断することができます。
子宮鏡には硬性鏡と軟性鏡がありま
す。硬性鏡は直線的な器械で、レンズの
組み合わせで映像を伝達します。操作は
簡単ですが、直線的に到達できる部位の
観察しかできないのが欠点です。一方、
軟性鏡は先端部が前後に曲がって広い視
野が得られる構造で、グラスファイバー
の収束で映像を伝えます。操作は複雑で
すが、直線的だけでなく曲がって到達し
ないと見えないような部位の観察も可能
です。どちらも子宮腔内に挿入する際に
頸管を拡張する必要はないので、入院し
なくても実施できます。両者に優劣はつ
けがたいですが、現状は後者のほうが普
及していると思います。

表3-4　子宮鏡検査の適応と禁忌

1．適応…子宮体がんが疑われる
①不正出血：月経異常、更年期出血、閉経後出血
②掻爬診で確定診断不能な内膜細胞診異常
③子宮頸部細胞診の異型腺細胞（AGC）
④子宮体がんの存在が疑われる組織診異常（子宮内膜増殖症）
⑤超音波、CT、MRI、PET-CT検査などの子宮内膜異常所見
（異常内膜肥厚；閉経前＞20㎜、閉経後＞5㎜）
⑥過多月経、月経困難症
⑦原因不明の不妊症

2．禁忌
①性器（膣、子宮、卵管、卵巣）、骨盤内に感染症があるとき
②妊娠、もしくは妊娠の可能性があるとき
③子宮鏡検査で出血の増量が予想される場合

3．禁忌でないが注意を要する
狭心症、不整脈などの心疾患、脳動脈瘤、抗凝固薬服用、出血傾向の患者

子宮鏡検査は子宮腔内に灌流液《かんりゅうえき》を注入し、子宮腔を拡張して行います。目的や方法を十分理解したうえで受ければ、子宮鏡検査は子宮体がんの診断に非常に有用な検査法です。ただし、子宮鏡検査を行ってはならない場合や合併症があります。表3-4に適応と禁忌をまとめましたので、検査を受ける際の参考にしてください。

Q23 経腟超音波検査とは?

A 腟の中に経腟プローブを挿入し、5・0〜8・0MHzという高周波数の超音波を発することで、子宮内部の所見が高解像度で得られる検査のことです。

子宮体がんの発見には子宮内膜細胞診が基本であることをQ17で解説しました。この子宮体がんのスクリーニング法として、もうひとつの有用な方法が経腟超音波検査（経腟超音波断層法）です。最も患者さんの負担が少ない検査でもあります。超音波とは周波数が毎秒20ｋHz以上の音波のことで、人間の可聴上限周波数以上、すなわち音として耳に感じることはありません。被検体に超音波を当て、戻ってきた音響的不連続部分を受信して超音波信号として表します。これがエコーです。実際の経腟超音波検査では、性交経験のない女性や腟腔の狭い高齢女性では腟の中にプローブを挿入するのが難しいため、代わりにプローブを直腸内に挿入して検査を行います。

経腟超音波検査では、正常な子宮内膜は子宮の矢状《しじょう》断面（子宮を左右２つの部分に分けるように縦に切った断面）の中央で、白く濃い線状エコー像として見られます。子宮体がんの診断においては、内膜の厚さや形に異常がないかを観察します。

月経のある女性の場合、子宮内膜は月経直後は薄く、増殖期（低温期）から排卵期にかけて厚みを増していき、分泌期（高温期）には白く濃くて厚く丸まった像になります。一方、閉経後の女性では、内膜は萎縮して薄くなり、１本の線状に見えます（図3-6）。

内膜の厚さを測るには、子宮の矢状断面で最大となる面を使います。画面を固定した後、子宮筋層内側のジャンクショナルゾーンから反対側のジャンクショナルゾーンまでを内膜の厚さとして測定します（図3-7）。すなわち、子宮内膜の厚さとは、片側の内膜の厚さではなく前側と後ろ側の子宮内膜を合わせた厚さのことです。

図3-6　閉経後女性の萎縮子宮内膜像

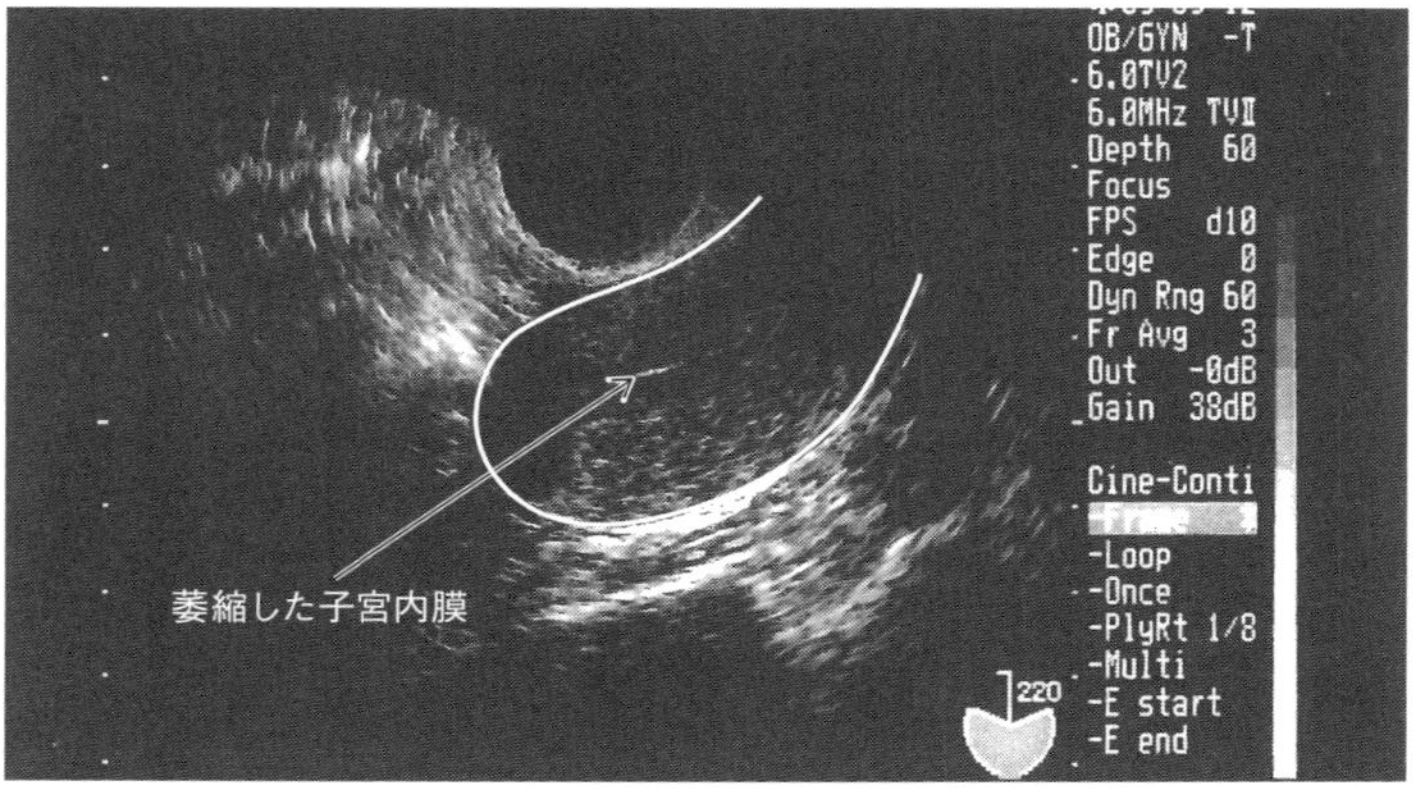

図3-7　子宮内膜の厚さの測定法

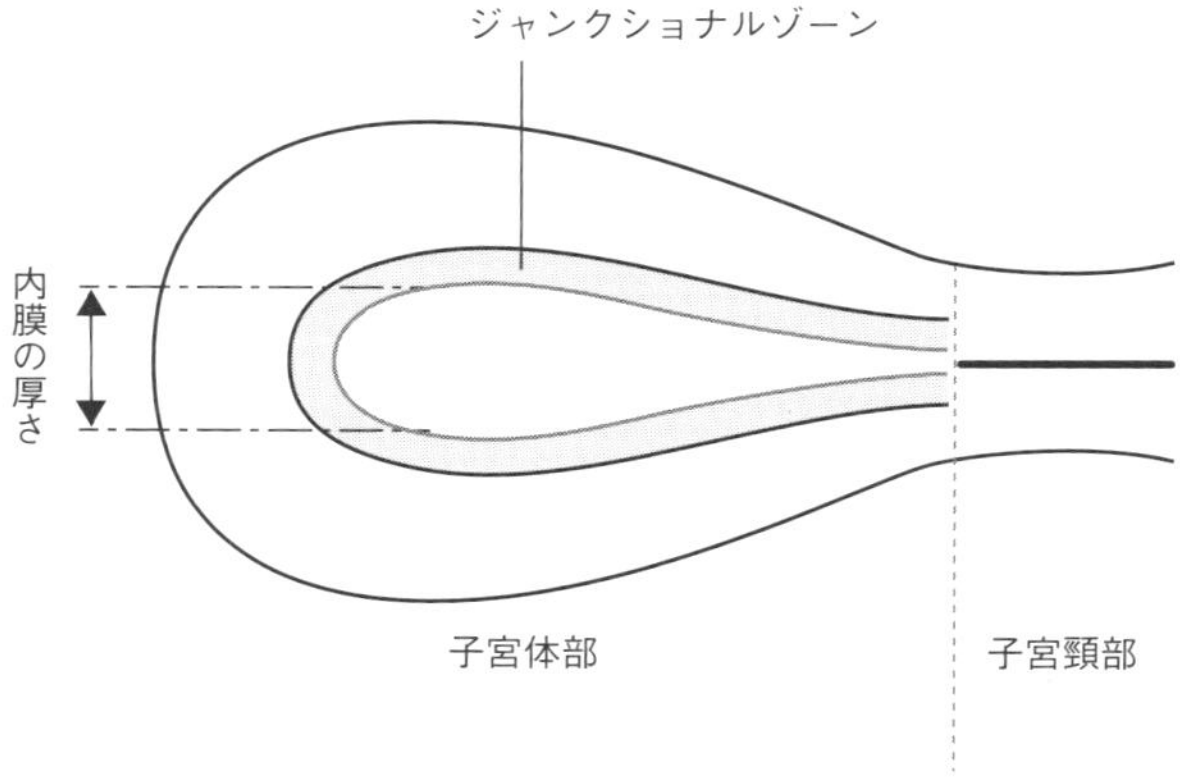

Q24 典型的な子宮体がんの経腟超音波画像とは？

A **閉経後、閉経前、タモキシフェン療法例（⇒Q7）について、典型的な子宮体がんの経腟超音波画像を解説します。**

閉経後の女性：明らかに厚くなった、濃い白で内部不均一な内膜像が見られます（図3-8）。どれくらいの厚さだと悪性の可能性が高いかに関しては過去に多くの研究が行われており、現在では「内膜厚5㎜以上」が悪性と考えるカットオフ値（検査結果が陽性か陰性かを識別する値）と考えられています。ただし、内膜が厚くなくても表3-5にある他の所見を認める場合には、やはり子宮体がんの可能性があり要注意です。最近では、腫瘍の血流の有無を観察できる経腟超音波カラードップラー法が登場し、子宮体がんの早期発見に役立つ、子宮内膜増殖症と子宮体がんの鑑別に有用である、といった報告も見られます。

閉経前の女性：月経周期によって内膜の厚さが変化するため、閉経後女性のカットオフ値は使えません。不正出血を認めて「内膜厚6㎜以上」であれば、増殖期の5日目頃に再

図 3-8　子宮体がんの経腟超音波像

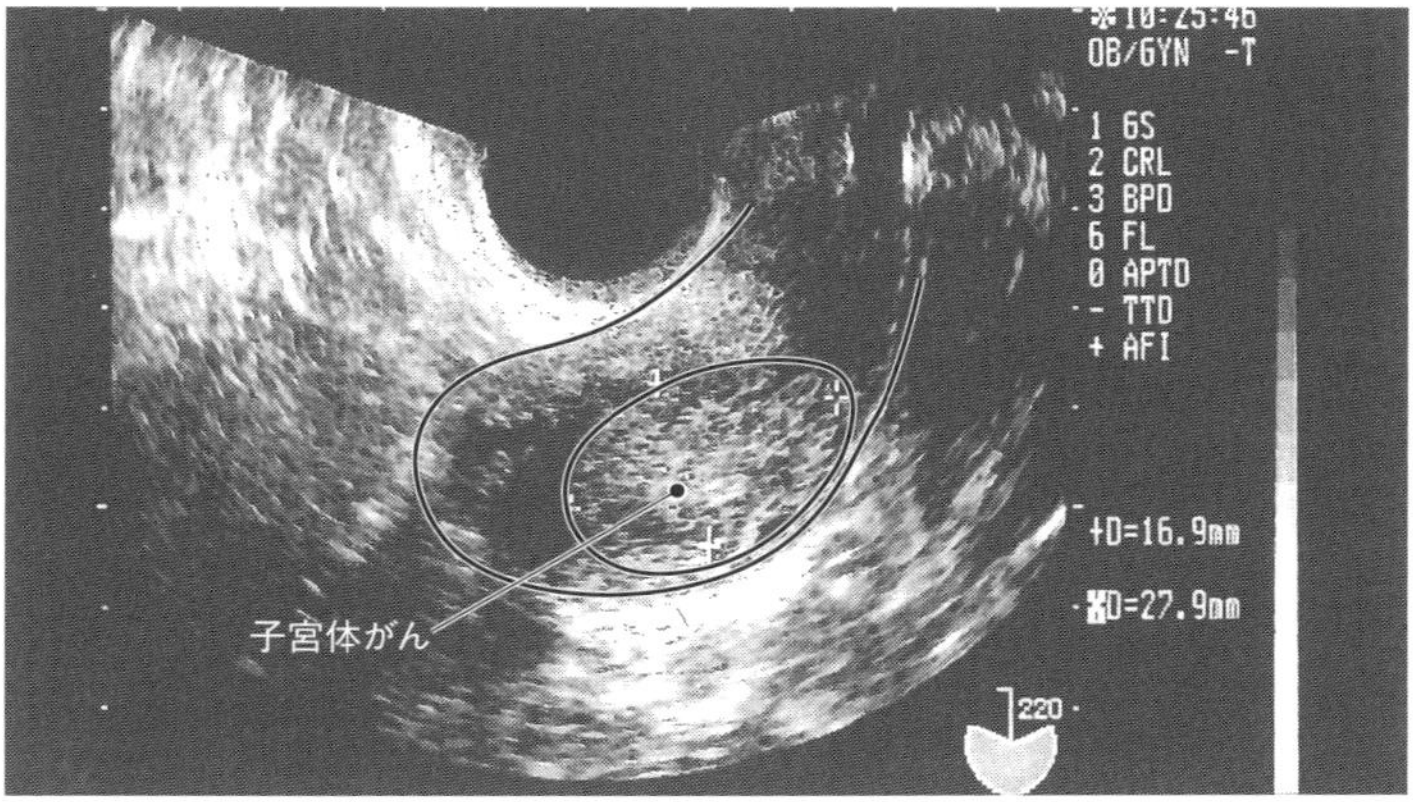

63歳、後壁浸潤の疑い

表 3-5　経腟超音波検査で子宮体がんを疑う所見

・内膜厚 5mm以上（閉経後）	・高輝度で内部が不均一
・筋層との境界が不明瞭	・子宮留血腫（留膿腫）の合併

検査を行い、所見が変わらなければ内膜組織診に進むのがよいとされています。

タモキシフェン療法例：エストロゲン受容体陽性乳がんの術後に、内服薬として投与されるタモキシフェンですが、子宮内膜ではエストロゲン作用を増強するため子宮内膜が厚くなるとともに、腺細胞以外の間質細胞や線維性成分が増えることが知られています。経腟超音波画像では肥厚した内膜の中に空砲があるのが典型です。ただし、内膜組織診をしても空砲部分に悪性所見を認めることはまれであることから、経腟超音波検査で子宮体がんを見つけるには限界があります。

コラム

子宮内膜ポリープ

子宮内膜の表面が突出したもので、正体は内膜腺と間質から成る結節です。良性の病変ですが、好発年齢が40～50代で、症状として不正出血を伴うことが多いといった子宮体がんとの共通点があるため、正確な診断をしてもらう必要があります。

まずは経腟超音波検査で病変を観察します。その際、子宮腔内に生理食塩水を注入して経腟超音波検査を行う方法（ソノヒステログラフィー）が、子宮内膜ポリープの診断に優れていると報告されています。こうした検査で子宮内膜ポリープが疑われた場合は、子宮体がんを否定するために子宮内膜組織診（⇓Q18）を行います。実際にがんが見つかる頻度は1％未満です。

不正出血のような症状を伴わなければ特に治療の必要はありません。自然退縮することもあります。一方、症状がある場合には、確定診断と治療のために子宮鏡検査（⇓Q22）で子宮内膜ポリープを摘出します。閉経後の女性で不正出血を伴う場合は、不正出血を伴わない場合よりもがんの発生頻度が高いという報告もあります。また、内膜ポリープの大きさも重要で、18㎜以上だと悪性の可能性が高くなります。

乳がん術後にタモキシフェンを服用している女性は子宮内膜ポリープの出現率が高く、そこからがんが見つかる頻度は数パーセントと（前述の数値と比べて）高いため、引き続き経過観察が必要です。

Q25 経腟超音波検査以外の画像検査とは?

A MRI（磁気共鳴画像）検査、CT（コンピュータ断層撮影）検査、PET（陽電子放射断層撮影）検査があります。

経腟超音波検査や子宮内膜細胞診で子宮体がんが疑われたときに、病変の大きさや周囲への広がり、さらに他の部位への転移を調べるために画像検査が行われます。病変の評価では、子宮内膜から発生した子宮体がんが子宮内膜にとどまっているか、それとも子宮筋層や子宮頸部まで浸潤しているかを主目的とします。筋層浸潤の評価には、腫瘍筋層境界のコントラストが良好な画像を得ることが重要で、そのために造影剤を使うこともあります。これらの画像検査の結果を基にして、治療計画を立てたり、治療後には再発の有無を調べたりします。MRI、CT、PETの原理と利点、欠点を表3-6（88ページ）で示します。

表3-6　MRI、CT、PET　原理と利点、欠点

	原理	利点	欠点
MRI	・水素原子（プロトン）に電磁波を当て、共鳴を起こす。 ・定常状態に戻る様子から組織や病変の変化を観察する。	・X線被ばくがない。 ・腫瘍がある場所、浸潤の診断に優れている。 ・病変部と正常組織のコントラストがよい。	・ペースメーカー、除細動器など体内に金属がある人は使用不可。 ・撮影に時間がかかる。 ・動きがある臓器ではよい画像が得られない。
CT	・X線管と検出器を被験者の周囲を回転させ、対象断面の情報を画像化する。	・撮影時間が短い。 ・MRIが使用できない人でも撮影可能。 ・リンパ節転移や遠隔転移の診断に有効。	・X線被ばくが多い。
PET	・がん細胞はエネルギー源としてグルコースを正常細胞より多く取り込む性質を利用し、放射性同位元素を標識したグルコースを注射して放射性同位元素の集積でがんの存在を見つける。	・比較的早期の小さいがんを発見できる。 ・治療後の骨盤外への転移や再発の診断に役立つ。 ・撮影時間が短い。 ・狭い場所に閉じ込められない。	・機材を備えている施設は少ない。 ・血糖値が高い人では正確な診断が難しい。

MRIはmagnetic resonance imagingの略語です。
CTはcomputed tomographyの略語です。
PETはpositron emission tomographyの略語です。

Q26 腫瘍マーカーとは?

A

悪性腫瘍の診断を行う目的で開発された生体産物あるいは生体反応のことです。がん細胞が産生する物質や、がんが存在することで二次的に産生される物質が該当します。子宮体がんの早期発見に有効な腫瘍マーカーはありません。進行例、ハイリスク例の診断、治療効果のモニターに有効な腫瘍マーカーはいくつかあります。

腫瘍マーカーとは、その物質の有無を主に血液検査、ときに尿検査で調べることで、がんの有無や治療効果の判定、再発の有無などを評価する検査です。検査の指標には、感度（がん患者の腫瘍マーカー陽性率）と特異度（がんでない患者の腫瘍マーカー陰性率）を用います。両者とも高いと優れた腫瘍マーカーといえます。がんが存在すると腫瘍マーカー値が正常値を超えるという関係が必ずしも認められるわけではありません。例えば、良性疾患、炎症、月経などでもマーカー値が上がることがあります。また〝腫瘍マーカー陰性＝がんは存在しない〟でもありません。腫瘍マーカーはがんの発生臓器や組織型と関連性を持っていることが知られています。婦人科で用いられる主な腫瘍マーカーを表3-7に示します。実際には複数の腫瘍マーカーを効率的に組み合わせて検査することが多いです。

CA125は卵巣がんの代表的な腫瘍マーカーですが、子宮体がんでは進行例、あるいはタイプ2子宮体がんの低分化型類内膜がんや漿液性がんで高値を示すことがあります。しかし、タイプ1子宮体がんでは進行してから陽性になることが多いため、がんの早期発見には適しません。また、良性疾患でもCA125、CA19-9、CEAのどれかが陽性となることがあるため、子宮体がん検診として腫瘍マーカーを用いるのは適切ではありません。現時点では、子宮体がんの治療前に腫瘍マーカーが陽性の場合、その値の増減を経過観察することで治療効

表3-7　婦人科で用いる腫瘍マーカー

名称	対応疾患や組織型
AFP	胚細胞性腫瘍（卵黄嚢腫瘍など）
β-hCG	絨毛性疾患（胞状奇胎、絨毛がん、など）、胚細胞性腫瘍、妊娠、など
CA125	卵巣がん、子宮体がん、子宮内膜症、月経時
CA19-9	卵巣がん、子宮体がん、などの腺がん 卵巣皮様嚢腫
CEA	乳がん、卵巣がん、子宮頸がん、子宮体がん、などの腺がん
CA15-3	乳がん、卵巣がん、など
SCC	子宮頸がん
P53抗体	子宮頸がん

果や再発の有無を判定する目安とするのは有用といえます。したがって、腫瘍マーカーは初期の子宮体がんの検出には適さないものの、進行例や漿液性がんのようなハイリスク例の診断、治療効果のモニターには有効と考えられます。

Q27　子宮体がんの進行期とは?

A　子宮体がんの進行期は大きくⅠ期からⅣ期に分類されます。

現在わが国で使われている子宮体がんの進行期分類を表3-8（92ページ）に示します。Ⅰ期、Ⅱ期、Ⅲ期、Ⅳ期に分類され、ローマ数字が大きくなるほどがんの進行した状態です。Ⅱ期以外はⅠA期やⅢC期のように細分類されます。

子宮体がんは子宮の奥にある子宮内膜から発生します。早期では内膜にとどまっていますが、やがて子宮筋層に入り込んでいきます。これが筋層浸潤です。筋層浸潤の深さを

表3-8　子宮体がんの進行期分類（日本産科婦人科学会 2011年、FIGO2008年）

Ⅰ期			がんが子宮体部にとどまっているもの
	ⅠA期		がんの浸潤が子宮筋層の1/2未満のもの
	ⅠB期		がんの浸潤が子宮筋層の1/2以上のもの
Ⅱ期			がんが頸部間質に浸潤するが、子宮をこえていないもの
Ⅲ期			がんが子宮外に広がるが、小骨盤腔（恥骨と仙骨の空間）をこえていないもの、または所属リンパ節へ広がるもの
	ⅢA期		子宮漿膜ならびに・あるいは付属器に浸潤しているもの
	ⅢB期		腟ならびに・あるいは子宮傍組織へ広がるもの
	ⅢC期		骨盤リンパ節ならびに・あるいは傍大動脈リンパ節に転移のあるもの
		ⅢC1期	骨盤リンパ節転移陽性のもの
		ⅢC2期	骨盤リンパ節への転移の有無にかかわらず、傍大動脈リンパ節転移陽性のもの
Ⅳ期			がんが小骨盤腔をこえているか、明らかに膀胱ならびに・あるいは腸粘膜に浸潤しているもの、ならびに・あるいは遠隔転移のあるもの
	ⅣA期		膀胱ならびに・あるいは腸粘膜浸潤のあるもの
	ⅣB期		腹腔内ならびに・あるいは鼠径リンパ節転移を含む遠隔転移のあるもの

日本産科婦人科学会・日本病理学会・日本医学放射線学会・日本放射線腫瘍学会編『子宮体癌取扱い規約 第3版』金原出版、2012より

「筋層の１／２未満」と「筋層の１／２以上」に分けているのは、がんの浸潤が深くなるほど血管やリンパ管を介して子宮以外に転移する確率が高くなるからです。これが肺や肝臓への遠隔転移やリンパ節転移です。また、がんが子宮内膜のある体部を越えて、子宮頸部やその先の腟の方向に広がったり、子宮周囲の卵管や卵巣などに浸潤することもあります。こうなると、お腹の中にがん細胞が散らばることでがん性腹水がたまったり、周囲にある直腸や膀胱を巻き込んでがんが浸潤します。

子宮内膜の細胞診や組織診で子宮体がんと診断されたら、がんがどこまで広がっているかを調べます。まずは治療前に行う経腟超音波検査（⇓Ｑ23）やその他の画像検査（⇓Ｑ25）の結果から、進行期を推定します（臨床進行期分類）。第４章で子宮体がんの治療について解説しますが、臨床進行期分類にかかわらず初回治療の第一選択は手術です。そして手術で摘出した標本の病理検査でがんの広がりを確認し、最終的に進行期が決まります（手術進行期分類）。したがって、臨床進行期分類と手術進行期分類が一致しないこともあります。術後の追加治療が必要か否かは、手術進行期分類を基に判断します。

Q28 リンパ節転移とは?

A 体内に入った異物が病原体であれば、リンパ節が腫れたりしてリンパ節炎を起こし、がん細胞であれば免疫系が働いてがん細胞を殺そうとします。しかし、がん細胞を完全に殺しきれないとここでがん細胞が増殖します。これががんのリンパ節転移です。

リンパ節は全身に分布するリンパ系にある免疫器官で、大きさは0・2〜3㎝でソラマメのような形をしています。全身からリンパ液を回収して静脈に戻すリンパ系の途中に位置し、異物が血管系に入り込んで全身に循環するのをブロックする関所のような働きをしています。

リンパ節は全身の主要な血管（動脈&静脈）に沿って存在しますが、このうち子宮体がんの診断や治療に関係するリンパ節を子宮体がんの所属リンパ節といいます。傍大動脈節、総腸骨節、外腸骨節、鼠径上節、内腸骨節、閉鎖節、仙骨節、基靭帯節が含まれます。これらのリンパ節の位置を図3-9に示します。Q35で解説するリンパ節郭清《かくせい》（手術

図 3-9　子宮体がんの所属リンパ節

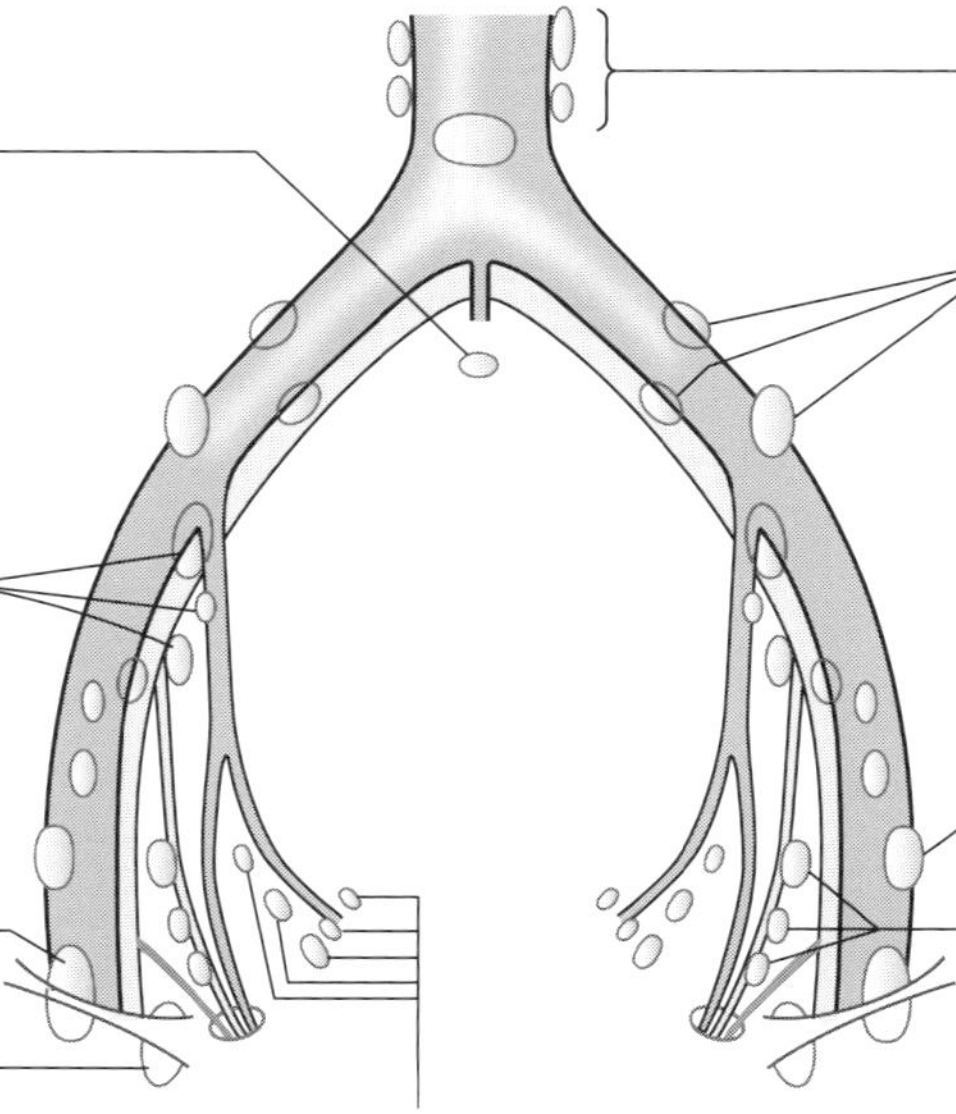

で取り除くこと）の対象はこれらのリンパ節です。

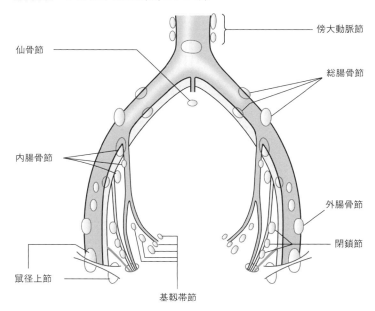

column

コラム

子宮筋腫は悪性化するか?

子宮筋腫は子宮の筋肉（平滑筋）から発生する良性の腫瘍です。症状を伴わないものを含めると、〝女性の5人に1人は子宮筋腫が認められる〟といわれるくらい頻度の高い疾患です。子宮内膜から発生する子宮体がんとは全く別の疾患ですが、その成長には卵巣から分泌される女性ホルモンが関係していたり、無症状のことが多いもののときに不正出血を認めることがあるなど、多くの女性にとって気になる病気でもあります。

婦人科外来で子宮筋腫のある女性と接していてよく聞かれる質問に、「子宮筋腫はがんになるのでしょうか?」というものがあります。答えは「なりません」です。ただし、症状や超音波検査では子宮筋腫と区別しづらい悪性腫瘍である「子宮肉腫」には気をつける必要があります。悪性腫瘍のうち、臓器の表面から発生するものを〝がん〟、表面より内部の組織から発生するものを〝肉腫〟といいます。子宮肉腫の発生頻度は子宮頸がんや子宮体がんよりもはるかに低いのですが、抗がん剤や放射線が効きにくい悪性度の高い疾患です。

子宮肉腫の診断は腫瘍の組織を顕微鏡で観察することで確定します。したがって手術しないと確実な診断ができないため、以前は筋腫が見つかると手術をすすめられることが結構ありました。しかし、現在ではＭＲＩ検査で子宮筋腫と子宮肉腫の区別がかなりの精度でできるようになりました。また、子宮肉腫では急激に子宮が大きくなるといった症状があるため、画像検査や症状から〝肉腫〟または〝肉腫が疑わしい筋腫〟と診断された場合には、手術がすすめられます。また、術前に子宮筋腫と診断されていたのに、手術で摘出した病変の顕微鏡検査で子宮肉腫が見つかることもあります。これは子宮筋腫が悪性化したのではなく、子宮肉腫が別に存在したと考えます。この場合、子宮以外の臓器に転移することがあるため、術後に抗がん剤治療を行います。

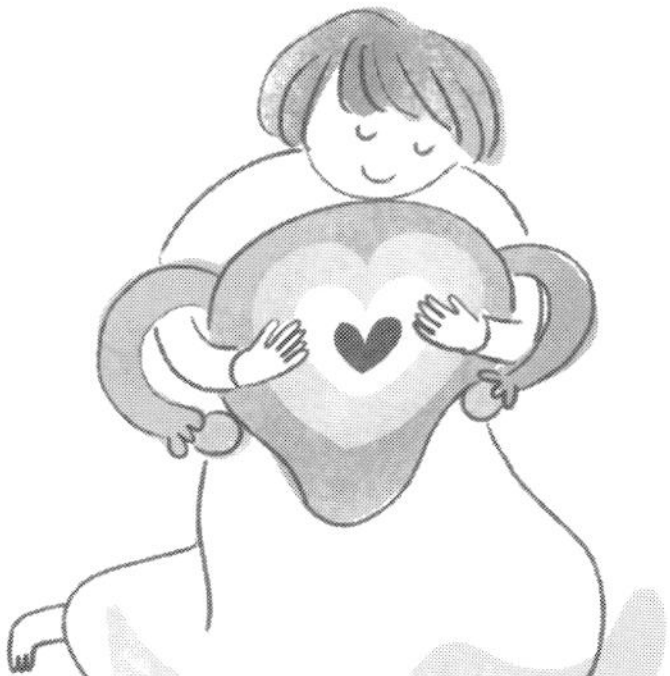

第4章

もしも子宮体がんになってしまったら?

Q29 子宮体がんの治療にはどのようなものがある?

A 手術、抗がん剤治療(化学療法)、放射線治療、黄体ホルモン療法があります。初回治療は手術が基本です。がんの進行具合によりますが、子宮、両側付属器(卵巣+卵管)、リンパ節を摘出する手術が一般的です。

子宮体がんの治療方針を決めるに当たり、進行期と組織診断の情報が重要です。すなわち、術前の画像診断と組織診断(組織型および悪性度)の結果を総合的に判断して進行期を推定し(臨床進行期)、それに基づいて手術のプランを立てます。

将来子どもを希望する患者さんには、一部の初期の子宮体がんに限ってホルモン治療を行うこともあります。また、初期子宮体がんでは腹腔鏡手術が保険適用になっています。がんの完全摘出が困難だったり、再発リスクが高い場合には、術後に抗がん剤治療(化学療法)や放射線治療が追加されます。

手術前にⅠ期、Ⅱ期と考えられる場合の治療、手術前にⅢ期、Ⅳ期と考えられる場合の治療、手術後の再発リスク分類に基づく治療について、どのように治療方針が決まるかをフローチャート（図4-1）で示します。手術、抗がん剤治療、放射線治療についてはQ33以降で解説します。子宮体がんの患者さんには、ご自身が受けている治療内容とともに、治療方針における位置付けを理解していただければと思います。

図4-1　子宮体がんの病期と治療方法

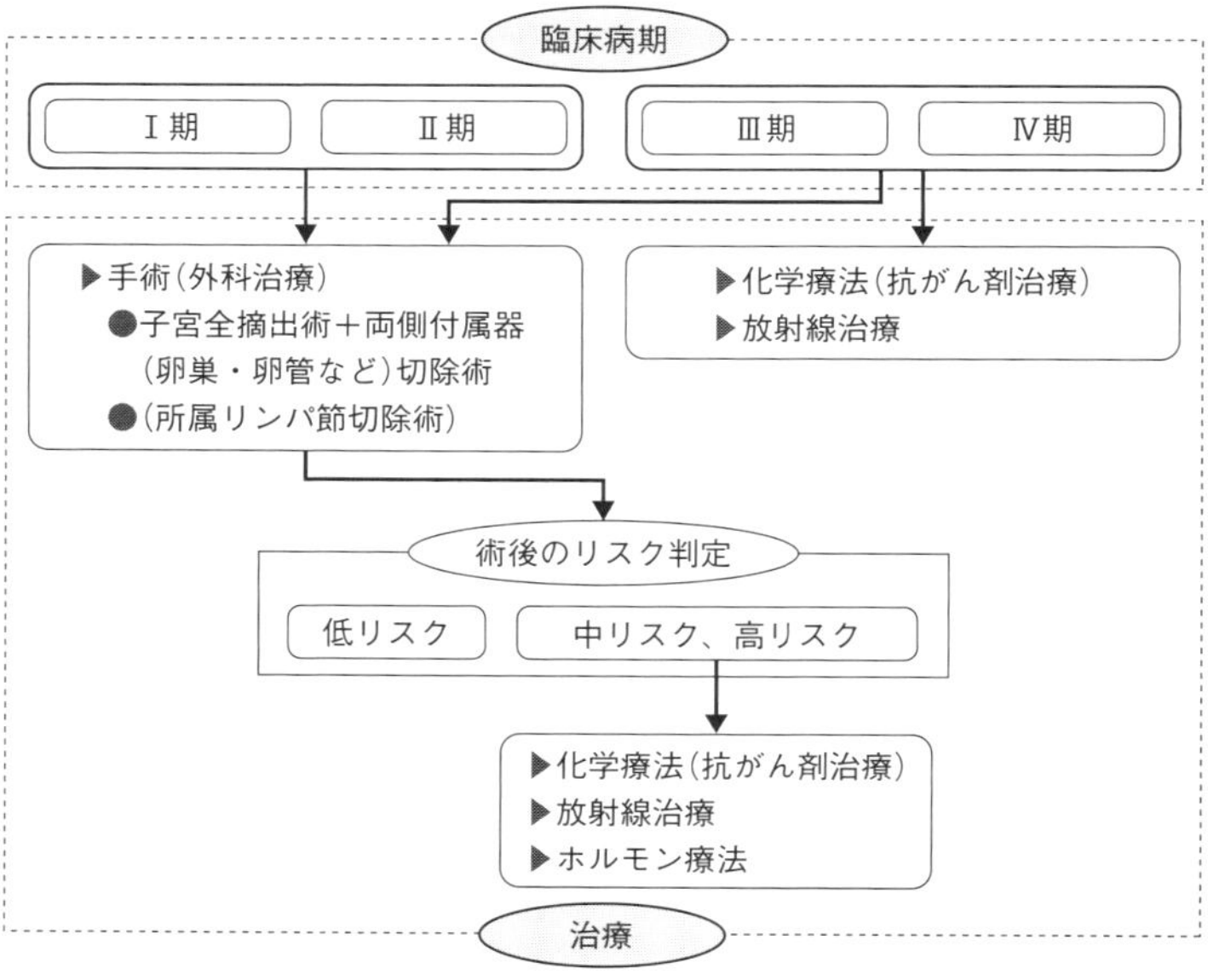

日本婦人科腫瘍学会編『子宮体がん治療ガイドライン　2018年版　第4版』（金原出版）より

Q30 妊娠できる機能を残す治療は可能?

A 妊娠できる機能(妊孕性《にんよう》)を温存する治療、すなわち子宮全摘出術をしない治療はありますが、それは以下の場合に限られます。治療前の組織診断で子宮内膜異型増殖症もしくは高分化型類内膜がんであり、画像診断で病変が子宮内膜にとどまっていて、子宮筋層浸潤や子宮外に出ていない場合です。

子宮体がん患者の増加に伴い、将来妊娠・出産を希望する子宮体がんの患者さんも増えています。子宮内膜異型増殖症の約25%は閉経前の女性に発症します。とはいえ、妊娠できる機能を温存する治療ができるのは表4-1の条件を満たした場合に限られます。治療前の組織診断では子宮内膜異型増殖症もしくは高分化型類内膜がん(類内膜がんG1相当)であり、画像診断では病変が子宮内膜にとどまっていて、子宮筋層浸潤や子宮外に出ていないことを確認しておく必要があります。

その他の条件としては、黄体ホルモン治療ができる状態であること、がん治療後に不妊治療ができることなどがあります。特に黄体ホルモン治療中は血栓症（脳梗塞、心筋梗塞、肺塞栓症など）の発症に注意する必要があります。

妊娠できる機能を残す治療がどのように決まるかをフローチャートで示します（図４-２）。

まず、診断と治療を兼ねて子宮内膜全面搔爬《そうは》を行い、次いで黄体ホルモン治療を行います。子宮体がん細胞をたたく効果がある高用量の黄体ホルモン剤を６ヵ月間、毎日服用します（血栓症予防のために低用量アスピリンを同時に服用）。この間も定期的に子宮内膜全面搔爬によって子宮内膜の病理検査を行います。治療効果がある場合、ほとんどが４ヵ月時点で病変が消えるとの報告もありますが、病変消失率は子宮

表４-１　妊孕性温存治療ができる条件

1. 子宮内膜異型増殖症もしくは高分化型類内膜がんである（類内膜がんG1相当）
2. 子宮内膜に限局している（子宮筋層浸潤がない。臨床進行期Ⅰa期相当）
3. 子宮外進展がない
4. 将来の出産が可能な年齢である
5. 高度な肥満でない
6. 血栓症の既往がない
7. 妊孕性温存（挙児）を強く希望している

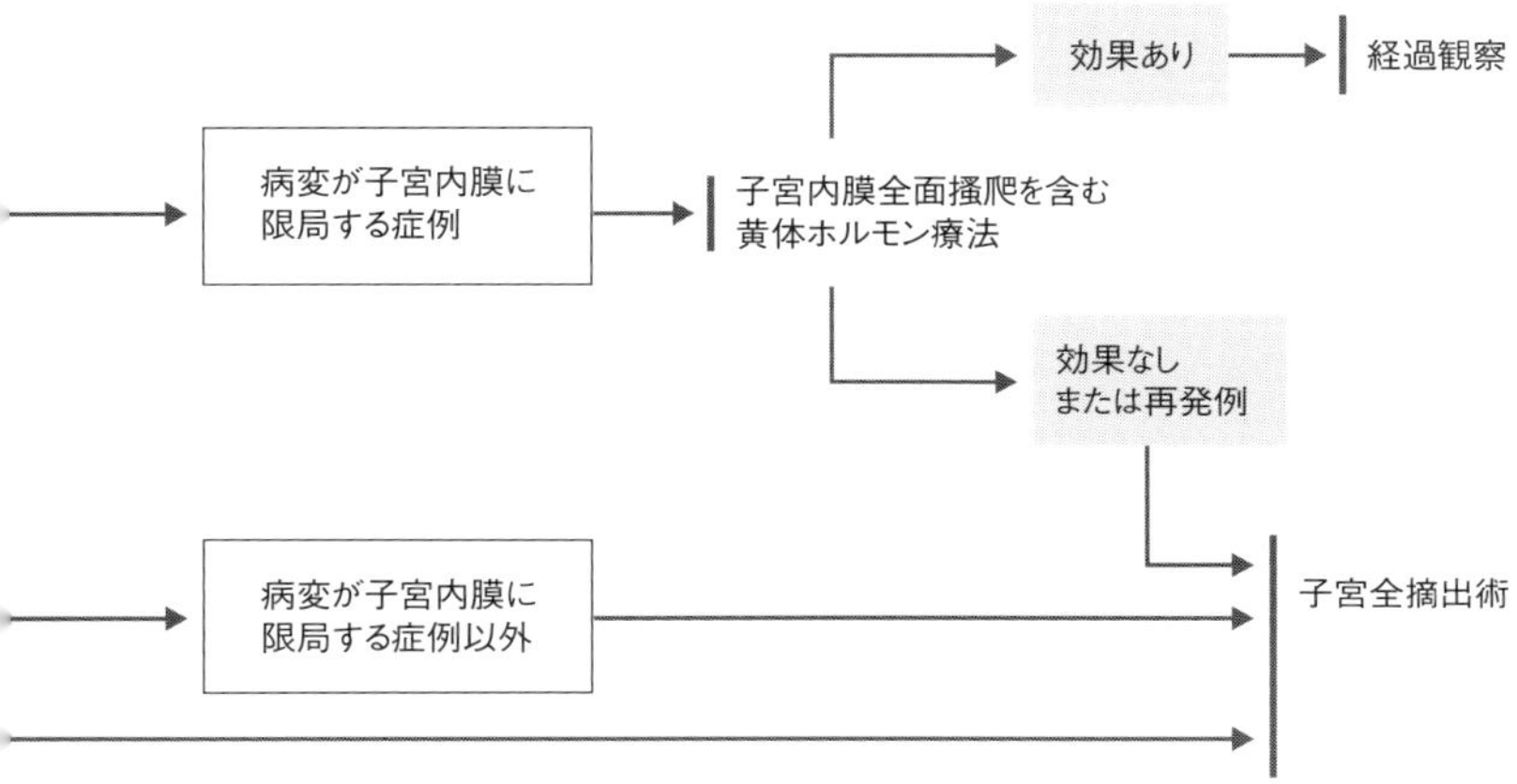

日本婦人科腫瘍学会編『子宮体がん治療ガイドライン2018年版』（金原出版）より

内膜異型増殖症では82～94％、高分化型類内膜がんでは55～76％で、残りの人には薬が効かず、病変は消えません。高用量黄体ホルモン剤の服用を6ヵ月続けても病変が消えない場合には、治療効果なしと判断されて子宮全摘出術がすすめられます。妊娠できる機能を残す治療を断念しなくてはならない場合もあることを理解されたうえで、治療経験が十分にある施設で婦人科腫瘍専門医（⇒巻末の参考資料）と相談しながら受けるべき治療です。

図 4-2　妊孕性温存治療

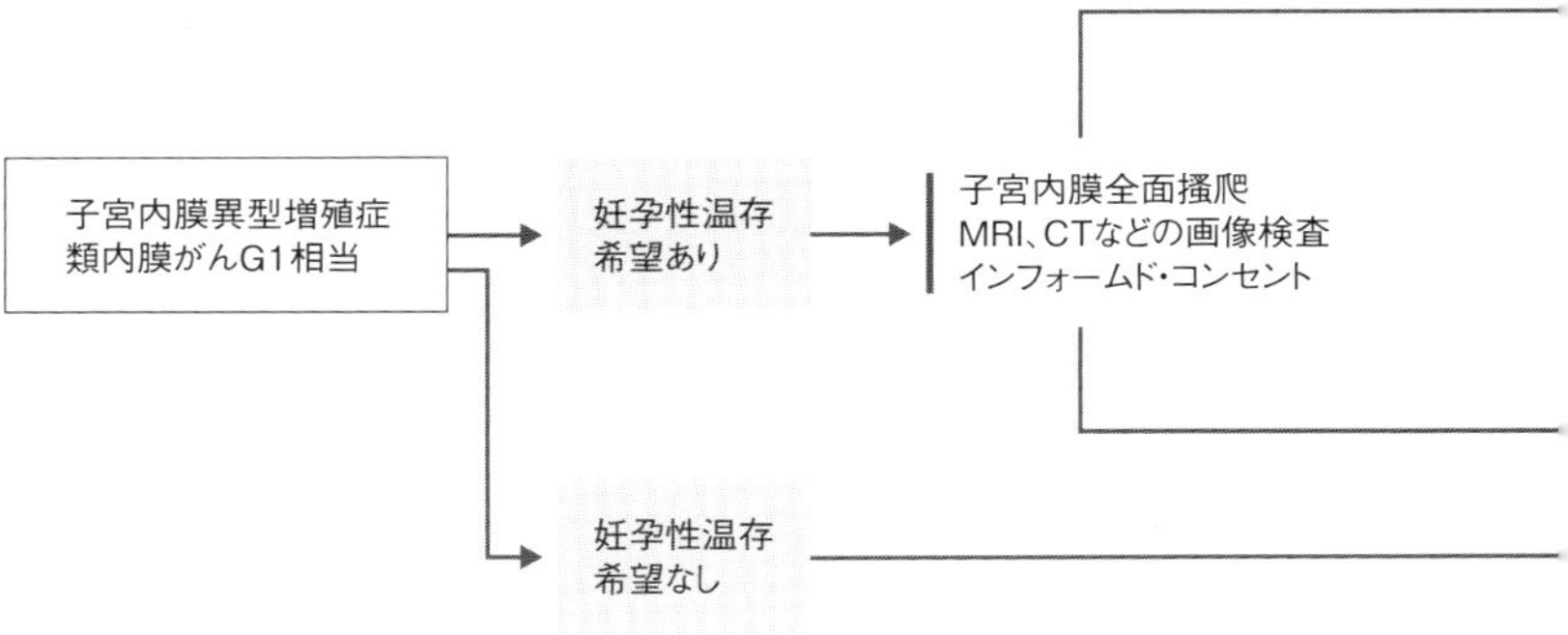
子宮内膜異型増殖症
類内膜がんG1相当
妊孕性温存
希望あり
子宮内膜全面掻爬
MRI、CTなどの画像検査
インフォームド・コンセント
妊孕性温存
希望なし

Q31 病変が消えて妊娠を希望するときの治療は？

A **病変が消えた場合、経過観察で再発に注意するとともに、体外受精を含む不妊治療に進みます。**

治療後数年間で子宮内膜異型増殖症は38％、高分化型類内膜がんは57％が再発します。したがって、治療後も数年間は3ヵ月に一度の子宮内膜検査が必要です。すぐに妊娠を望まなければ、子宮体がんの発生を防ぐ目的で周期的ホルモン投与（中用量ピルなど）で月経を起こしながら、がんのない状態を維持します。

多嚢胞性卵巣症候群（ＰＣＯＳ）など不妊症の条件を併せ持つ女性が多いこともあり、妊娠率を上げるために、高用量黄体ホルモン治療後の不妊治療では、最初から体外受精を行う施設がほとんどです。妊娠できる機能を残す治療だけでなく、その後の不妊治療を担当する医師がいるかどうかを確認することも大切です。

Q32 子宮内膜増殖症の治療とは?

A 子宮内膜増殖症では、プロゲステロン製剤を中心とする黄体ホルモン療法を行います。子宮内膜異型増殖症と診断された場合は、基本的には手術（子宮全摘出術）が必要です。

子どもを希望する女性や閉経前の女性で子宮温存の希望があれば、黄体ホルモン療法が選択されますが、最低でも３カ月ごとの内膜生検もしくは内膜全面掻爬を１年間継続する必要があります（⇓Q30）。

Q33 子宮体がんの手術とは？

A

手術は子宮全摘出術、両側付属器（卵巣+卵管）摘出術、後腹膜リンパ節（骨盤内および傍大動脈リンパ節）郭清《かくせい》（取り除くこと）が基本ですが（腹腔細胞診を行うことも推奨されています）、がんの臨床進行期と組織診断によって術式（手術の方式）は変わります。子宮の切除範囲は進行期に伴って拡大しますが、子宮の切除の仕方によって単純子宮全摘出術、準広汎《こうはん》子宮全摘出術、広汎子宮全摘出術に分けられます（図4-3）。

どのような手術が行われるか、それぞれの手術の違いを見るうえでのポイントは次の3点です。

① 子宮摘出の術式の違い（⇓Q34）
② リンパ節郭清（生検）の有無および範囲（⇓Q35）
③ 卵巣摘出の有無（⇓Q36）

図４-３　子宮体がんの子宮摘出手術の種類

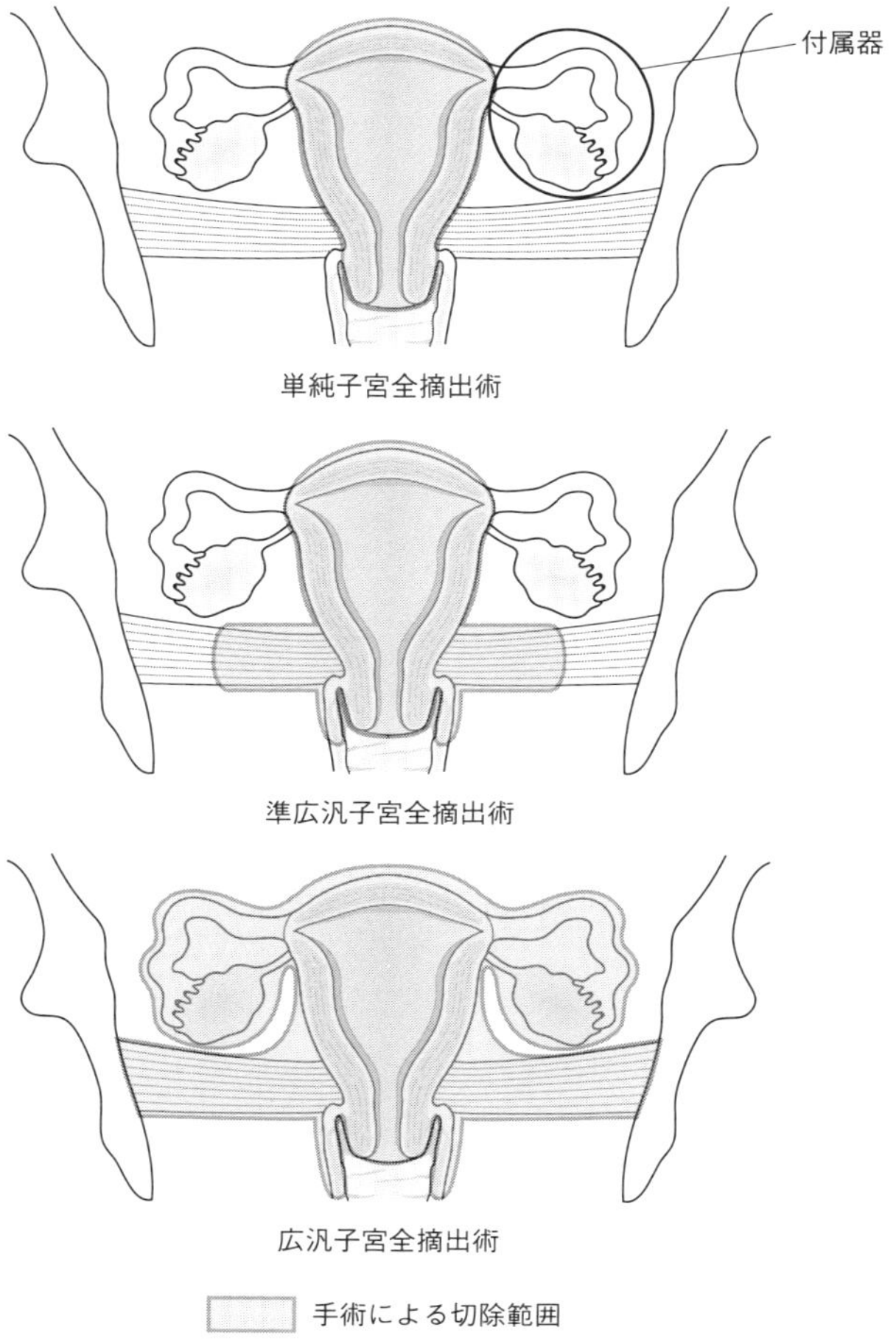

Q34 進行期による術式の違いとは？

臨床進行期Ⅰ期：がんの組織型と分化度（⇒Q20）、筋層浸潤の程度によって選択肢が変わります。すなわち、タイプ1かタイプ2か、筋層浸潤が1／2未満か1／2以上かが重要です。

「タイプ1かつ筋層浸潤が1／2未満」の場合は、単純子宮全摘出術と両側付属器摘出術を行います。後腹膜リンパ節郭清を追加するかしないかは医療機関によって違いがあります。臨床進行期Ⅰ期でも卵巣転移のリスク（約5％）や子宮体がんとは別に卵巣がんが発生するリスク（10％未満）があることから、卵巣を残すことは若い女性患者さんでも慎重に考えるべきです。近年、腹腔鏡下子宮摘出術が保険適用となり、手術方法の選択肢が増えました（⇒Q37）。

「タイプ2あるいは筋層浸潤が1／2以上」の場合は、単純子宮全摘出術および両側付属器摘出術を行い、さらに後腹膜リンパ節郭清が必須となります。これは骨盤・傍大動脈リンパ節ともに転移していることがよくあるからです。子宮の取り方に準広汎子宮全摘出術を採用している医療機関もあります。胃と横行結腸（大腸）の間に存在する大網に転移する場合もあることから、大網切除を追加することもあります。

臨床進行期Ⅱ期：広汎子宮全摘出術あるいは準広汎子宮全摘出術と両側付属器摘出術を行い、さらに後腹膜リンパ節郭清が必須となります。大網切除を追加することもあります。

臨床進行期Ⅲ期：切除可能ならば手術を行うことが望ましいと報告されており、単純子宮全摘出術、両側付属器摘出術、後腹膜リンパ節郭清が考慮されます。大網切除や腫瘍減量術（子宮外病変を可能なかぎり取り除く手術）を追加することもあります。

臨床進行期Ⅳ期：個別に治療方針を考える必要がありますが、単純子宮全摘出術や腫瘍減量術を行うことがあります。

以上、臨床進行期ごとに基本となる術式を述べました。大まかな治療方針はある程度一致していますが、子宮の取り方や周囲のリンパ節を切除する範囲などは医療機関によって違いがあることを知っておいてください。

Q35 子宮体がんの手術ではリンパ節郭清は必要？

A がんの進行度を正確に知るためには、子宮全摘出術と両側付属器摘出術に加えて、後腹膜リンパ節（骨盤内および傍大動脈リンパ節）を検査します。そのためリンパ節を取り除くことは必要です。

子宮体がんに関係するリンパ節は骨盤内から傍大動脈にかけて広い範囲に分布しています（後腹膜リンパ節）（95ページ図3-9）。子宮体がんの手術において、これらのリンパ節郭清を行えばリンパ節転移の有無がわかり、手術後に正確な進行期を決定できます（92ページ表3-8 ⅢC期）。このようにリンパ節郭清の診断的意義はすでに確立しています。しかし、リンパ節郭清の治療的意義、すなわちリンパ節郭清を行うことで生存期間が延長するか（予後改善効果）については、いまだ証明されていません。

一方で、リンパ節転移リスクの少ない症例では、リンパ節郭清が省略されるようになりました。リンパ節郭清を行うか否か、また行う場合にはどこまで郭清するかといった治療方針は医療機関によって違いがあるのが現状です。

最近では、術前の画像診断、組織診断の結果を総合的に判断して進行期を推定し、リンパ節郭清の実施や郭清範囲を決定しています。

類内膜がんＧ１、Ｇ２かつ筋層浸潤１／２未満の場合、骨盤リンパ節郭清を省略することができます。また、骨盤リンパ節転移が陰性であれば、傍大動脈リンパ節転移の頻度は低い（５％未満）ことから、傍大動脈リンパ節郭清を省略して骨盤リンパ節郭清だけ行う施設もあります。ただし、画像診断で術前Ⅰ期と推定しても、術後にリンパ節転移が判明してⅢＣ期になるなど、術前後の評価が違ってくることもあります。

リンパ節郭清を行うと術後にリンパ浮腫（むくみ）などの合併症が生じることがあり（⇒Ｑ36）、リンパ節転移リスクの低い症例ではリンパ節郭清自体を省略できれば、それに越したことはありません。ここ10年間で、リンパ節郭清を行わない症例の割合が子宮体がんの全進行期で増えているとの報告もあります。また、リンパ節転移リスクを術前にできるだけ正確に評価するための研究が世界各国で進行中です。センチネルリンパ節の研究成果の臨床応用も期待されます（⇒コラム）。

近い将来、患者さんごとにリンパ節転移リスクがより正確にわかるようになり、子宮体がんの手術における「リンパ節郭清の個別化」が主流になると考えられます。

コラム

センチネルリンパ節

センチネルリンパ節とは、腫瘍細胞が原発巣から周囲のリンパ管に入って最初に流れ着くリンパ節のことで、最初にリンパ節転移を生じる部位でもあることから「見張りリンパ節」と呼ばれることもあります。

このリンパ節にがんの転移がなければ、そこから先のリンパの流れに沿ったリンパ節には転移がないことになり、それらのリンパ節の摘出は省略可能ということになります。Q36で説明しますが、骨盤内から傍大動脈周囲までの系統的なリンパ節郭清では、下肢のリンパ浮腫や蜂《ほう》窩《か》織炎《しきえん》、腸閉塞といった術後合併症のリスクがあることから、センチネルリンパ節の生検で転移が発見されなければ非常に有用です。こうした考えから、各種のがんでセンチネルリンパ節に関する研究が行われています。

子宮体がんについても、センチネルリンパ節の同定・生検と、系統的なリンパ節郭清とを比較する研究が世界各国で行われています。早期の子宮体がんでは、系統的なリンパ節郭清をしなくても、センチネルリンパ節の生検だけでリンパ節の状態を正確に知ることができるといった報告もあります。しかし、研究の数がまだ少なく、この方法は広く普及していません。将来的にはセンチネルリンパ節の同定・生検の研究が進歩することで、子宮体がんの治療法に変化が起こる可能性があります。

Q36 手術後の合併症とは？

A **子宮体がんの手術はがんの進行期によって術式（手術の方式）が変わります（⇒Q34）。術式によって切除範囲も変わるため、起こり得る合併症も違ってきます。ここでは子宮体がんの手術後に起こる代表的な合併症について説明します。**

卵巣摘出に伴う合併症

子宮体がんの手術では、原則として子宮とともに両側付属器（卵巣＋卵管）を摘出します。卵巣からは女性ホルモンが分泌されるため、両側の卵巣を取ると心身にさまざまな影響があらわれます。まずあげられるのが、顔のほてり、のぼせ、発汗、倦怠感、不眠といった、いわゆる更年期障害に似た症状でこれを「卵巣欠落症状」といい、閉経前の女性に強く出る傾向があります。また、骨密度が低下して骨粗しょう症のリスクが高くなったり、高血圧、動脈硬化、脂質異常症といった心血管系への悪影響も考えなくてはなりません。

これらの症状やリスクがあらわれるかどうか、その程度には個人差がありますが、症状があれば適切な治療を行うことで改善が期待できます。

リンパ節郭清に伴う合併症

骨盤リンパ節郭清を行うと、術後にリンパ嚢胞《のうほう》、リンパ浮腫《ふしゅ》（むくみ）、腸閉塞（イレウス）などがあらわれることがあります。

リンパ嚢胞とは、リンパ節郭清のときに生じたキズが癒着するなどして骨盤内に袋状のものができ、そこにリンパ液がたまったものです。何もしなくても大丈夫な場合が多いですが、徐々に大きくなってきたり、感染症状が見られる場合には、内容液を吸引したり、時には開腹して除去することもあります。

リンパ浮腫とは、骨盤リンパ節郭清の影響でリンパ液の流れが滞り、漏れ出たリンパ液が下肢、会陰部、下腹部の皮下にたまってむくんだ状態のことです。必ず発症するわけではなく、また発症時期もまちまちで術後10年以上経ってから発症することもあります。リンパ浮腫が慢性化すると、しびれ、倦怠感、圧迫感などがあらわれることもあります。症状を緩和させるために、寝るときに両足を心臓の位置よりやや高く上げたり、リンパマッサージをしたり（118ページ図4-4）、医療用弾性ストッキングを使用するなど、日常生活上の指導やケアが必要です。皮膚を清潔に保ち、虫刺されや外傷を避けることも大切です。リンパ浮腫に細菌が侵入すると感染が下肢全体に広がって組織が固まってしまう蜂窩織炎になってしまいます。この状態になるとリンパ浮腫の治療が難しくなるため、感染防止は特に重要です。最近では、浮腫治療の専門的な研修を受けた医療者が対応する施設が各地にできていますので、心配な方はご相談されることをおすすめします（⇓巻末の参考資料）。

腸閉塞とは、何らかの原因で腸（大腸、小腸）が塞がってしまい、食物が通過できなくなる状態のことです。骨盤リンパ節郭清では腸に手術操作が及ぶことはありませんが、手術時に生じたキズの癒着が術後の

図 4-4　リンパ浮腫のマッサージ

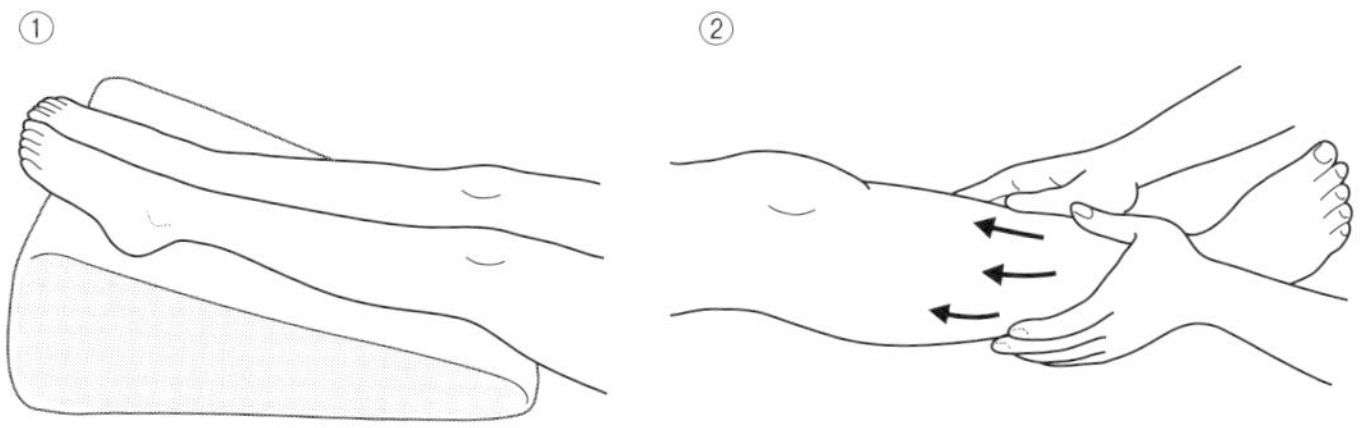

①マッサージをする箇所はリンパ液が流れやすいように心臓と同じ高さか、高い位置で行う。
②体の端から中心に向かってマッサージをする。
マッサージは、皮膚の表面を手のひらでなでるように行う。筋肉をもみほぐすような強いマッサージを行ってはいけない。
オイルを使用すると、摩擦が少なくてすむ。オイルを手のひらであたためてから行う。

『系統看護学講座 成人看護学９』（医学書院）より改変

腸のねじれやひきつれの原因となり腸閉塞となることがあります。症状は突然の腹痛で発症し、吐き気や嘔吐が加わることもあります。治療は絶食、点滴、イレウス管という腸閉塞を防ぐためのチューブを入れるといった手術をしない治療を行いますが、手術が必要な場合もあります。

広汎子宮全摘出術の神経損傷に伴う合併症

明らかな子宮頸部間質浸潤がある子宮体がんでは、十分にがん組織を摘出するために、子宮とともに膣壁や子宮周囲の組織（子宮傍結合織）を含めた広い範囲を切除します（109ページ図4-3）。この手術では骨盤神経叢から出ている神経の一部を損傷することがあり、それが排尿をつかさどる神経だと尿意が感じられなくなったり、排尿が思うようにできない排尿障害が起こり、直腸を支配する神経だと便秘が起こります。

手術から1週間は尿が全く出ない状態で、膀胱内に残尿が認められます。自分で時間を決めて尿道から膀胱にカテーテルを挿入し、残尿を体外に排出させる自己導尿が必要です。神経の損傷の回復とともに残尿は減っていきます。尿と違って便は全く出なくなることはありません。下剤などでコントロールすることができます。

Q37 腹腔鏡手術、ロボット手術とは？

A 腹腔鏡手術は腹部に小さな穴を数ヵ所あけ、腹腔鏡という小型カメラで観察しながら行う手術、ロボット手術は、手術支援ロボットで行う手術のことです。

腹腔鏡手術とは、腹部に５㎜から２㎝程度の小さな穴を数ヵ所あけ、腹部内にCO_2ガスを注入するか、腹部を吊り上げて空間を作った後に、１ヵ所から挿入した腹腔鏡で腹腔内を観察しながら、別の穴から挿入した手の代わりとなる器具を使って行う手術のことです。子宮筋腫や子宮内膜症といった良性の病気では普及していますが、最近まで子宮体がんでは行われていませんでした。子宮体がんの約70％はがんが子宮体部に限局するⅠ期がんで、治療の主役は手術です。このような早期の子宮体がんに対して、欧米では腹腔鏡手術と開腹手術による効果や安全性の大規模な比較試験が行われ、その結果腹腔鏡手術の安全性に問題はなく、手術後の回復は開腹手術よりもむしろ早いことがわかってきました。
こうした流れを受けて、わが国でも２０１４年４月に早期子宮体がんに対する腹腔鏡手術が保険適用になり、徐々に普及してきています。現在保険が適用されるのは「類内膜がんＧ１、Ｇ２かつ筋層浸潤１／２未満」の場合ですが、このような低リスクの早期子宮体がんでは、今後腹腔鏡手術が標準治療になりうると考えられます。

ロボット手術とは、内視鏡などをロボットアームで遠隔操作できる「手術ロボット」で行う手術のことです。３次元ハイビジョンカメラによる腹腔内の鮮明な接近映像を見ながら、人間の手首より広い可動域（５４０度）の鉗子《かんし》を使うことで、腹腔鏡では行うことができない複雑な操作を、手ぶれをなくした状態で行うことができます。現在主流である「ダ・ヴィンチ手術システム」は、１９９９年にアメリカで販売開始となり、わが国では２００９年から大学病院を中心に導入され、２０１２年４月に前立腺がんの全摘出手術が保険適用になったことを皮切りに、泌尿器科手術を中心に普及してきました。２０１８年４月には子宮体がんの全摘出手術も新たな保険適用となりました。ロボット手術の保険適用となる子宮体がんは、「類内膜がんＧ１、Ｇ２かつ筋層浸潤１／２未満」の場合で、腹腔鏡手術と原則変わりはありません。腹腔鏡手術と比べた場合、手術合併症は有意に少なく、安全性でより上回るものの、費用がより高額になるという問題点が指摘されています。わが国では「ダ・ヴィンチ手術システム」はまだ一部病院にしか導入されていませんが、子宮体がん手術が保険適用になったことを契機に、今後普及していく可能性があります。

Q38 子宮体がんの抗がん剤治療とは？

A

子宮体がんの初回治療は手術療法が基本で、術後、再発リスクを評価し、それに伴い、術後補助療法（追加の治療）として抗がん剤治療を行う場合があります。主要抗がん剤には、アンスラサイクリン系薬剤（アドリアマイシン：ADMなど）、プラチナ系薬剤（シスプラチン：CDDP、カルボプラチン：CBDCA）、タキサン系薬剤（パクリタキセル：PTX、ドセタキセル：DTX）があります。これらの薬剤を、1剤ではなく2剤もしくは3剤を組み合わせて使う術後補助療法の臨床試験が行われてきました。

手術が行われると、摘出した患部から作製した標本の組織型、分化度、筋層浸潤度、脈管浸潤の有無、頸管浸潤の有無、がんが子宮外に出ているかなどを調べて進行期を決定するとともに、術後の再発リスクを評価します。再発リスクは低リスク群、中リスク群、高リスク群に分類され（表4-2）、術後補助療法が必要か、必要でないかが決まります。低リスク群では術後補助療法は不要で経過観察となりますが、中リスク群と高リスク群では術後補助療法が必要です（１０１ページ図４-１）。術後補助療法には放射線療法（⇒Ｑ40）やホルモン療法もありますが、わが国ではこれらの占める割合は少なく、主役は抗がん剤治療（術後補助化学療法）に集約されつつあります。これは放射線療法より化学療法のほうが効果があるという研究結果が出たことが背景にあります。

治療の有効性や副作用を比較検討した結果、現在では中リスク群と高リスク群の術後補助化学療法として、ＡＤＭ／ＣＤＤＰ（ＡＰ）療法６コースが標準治療になっています。アドリアマイシンは副作用が強いため、有効性・安全性が同等のＰＴＸ／ＣＢＤＣＡ

表4-2　子宮体がん術後再発リスク分類

低リスク群	中リスク群	高リスク群
類内膜がんG1あるいはG2で筋層浸潤1/2未満 子宮頸部間質浸潤なし 脈管侵襲なし 遠隔転移なし	類内膜がんG1あるいはG2で筋層浸潤1/2以上 類内膜がんG3で筋層浸潤1/2未満 漿液性がん、明細胞がんで筋層浸潤なし 子宮頸部間質浸潤なし 脈管侵襲あり 遠隔転移なし	類内膜がんG3で筋層浸潤1/2以上 漿液性がん、明細胞がんで筋層浸潤あり 付属器・漿膜・基靭帯進展あり 子宮頸部間質浸潤あり 腟壁浸潤あり 骨盤あるいは傍大動脈リンパ節転移あり 膀胱・直腸浸潤あり 腹腔内播種あり 遠隔転移あり

（ＴＣ）療法が選ばれることもあります（表４-３）。ＴＣ療法は子宮体がん以外（卵巣がんなど）でも術後補助化学療法として広く用いられています。ＡＰ療法とＴＣ療法のどちらを選択するかは、患者さんの合併症などで変わってきますので、担当の婦人科腫瘍専門医にご相談されることをおすすめします。

最初に化学療法を行って病変を小さくすると手術可能となることがあり、このような化学療法のことを術前化学療法といいます。

抗がん剤治療は、Ⅲ期・Ⅳ期で手術不可能な症例や、再発・転移した症例（⇒Ｑ42）にも行われます（１０１ページ図４-１）。この場合もアンスラサイクリン系、プラチナ系、タキサン系などの化学療法が中心になります。再発した症例では、再発部位、個数、前の治療、再発までの期間などを考慮して治療を選択します。化学療法後の再発では、前回使った薬剤の種類と再発までの期間によって新たな薬剤を決めます。リンパ節転移がある場合、その範囲が狭ければ放射線治療も考えられますが、範囲が広ければ抗がん剤治療がよいとされています。

表 4-3　中リスク群と高リスク群の術後補助療法

1. AP療法	アドリアマイシン（ドキソルビシン塩酸塩）60 mg/m^2（静注） シスプラチン 50 mg/m^2（点滴静注）3 週毎
2. TC療法	パクリタキセル 175 mg/m^2（点滴静注） カルボプラチン AUC 5〜6（点滴静注）3 週毎

静注とは静脈注射のこと

Q39 抗がん剤治療の副作用とは?

A

抗がん剤の副作用はさまざまな臓器にあらわれます。これは静脈からの点滴を通して注入された抗がん剤が全身を巡り、がん細胞以外の正常細胞にも影響を及ぼしてしまうからです。抗がん剤の〝効果〟と〝副作用〟があらわれる薬の量がほぼ同じため、効果を得るためには副作用は避けられないのです。

具体的な副作用を、時間経過に沿って示します。

治療開始当日から翌日

吐き気、嘔吐、倦怠感などがあらわれ、その後に口内炎、下痢・便秘などがあらわれます。これらは消化管の粘膜細胞への影響によるものです。吐き気、嘔吐に対しては安静にして、症状を和らげるために吐き気止めを用います。口内炎には口腔ケアだけでなく、症状が強い場合は食物の経口摂取をやめて、点滴を行うこともあります。下痢・便秘に対しては下痢止めや下剤で対処します。

抗がん剤が血管から漏れることによる細胞壊死や皮膚障害も早期に生じます。点滴の留置針が確実に固定されているか、針を刺している部分が赤くなっていないか、腫れていないかなどの観察が必要です。血管外に漏れると治療困難なやけど状態（化学的やけど）になる抗がん剤があり、そのような薬剤を使う場合は要注意です。

1週間経過

骨髄細胞への影響が顕著になり、2週間頃に骨髄機能障害のピークとなります。血液成分のうち影響が大きいのは白血球（好中球）と血小板です。白血球が減少すると、細菌や真菌などに感染しやすくなるため、きちんと対応しないと計画通りに治療できないことがあります。発熱は感染徴候の指標として重要なので体温測定をこまめに行い、口腔、咽頭、喉頭などの上気道感染や尿路感染に注意します。感染予防に努めるとともに、白血球数を増やすために顆粒球コロニー刺激因子（Ｇ‐ＣＳＦ）という薬剤を皮下注射または静脈内注射して対応します。血小板が減少すると出血しやすくなります。点滴の針を抜いたときに止血しにくかったり、歯みがき時に出血しやすいといったことで気づきますが、自覚症状がないことも多く、検査データに注意する必要があります。骨髄細胞のダメージが大きく、血液成分の回復が十分でない場合、血液検査に加えて骨髄穿刺《せんし》で骨髄の状態を検査することもあります。

約2～3週間経過

脱毛が始まります。これは毛根細胞への影響によるものです。脱毛は抗がん剤の副作用の代名詞のようにいわれますが、それだけ患者さんにとって苦痛や不安を強く感じるものです。一過性の副作用で治療終了後2～3ヵ月で回復しますが、希望すればかつら、ウィッグ、スカーフなどを使用することもできます。さらに遅れて、体の各部位に色素沈着があらわれたり、爪の変形、浮腫（むくみ）、手足のしびれといった副作用があらわれてきます。手足のしびれに代表される末梢神経知覚異常はいったんあらわれると治すのが難しい副作用で、しびれを軽減するために漢方薬を使うこともあります。点滴中に手足を冷却することで予防できるといった報告もありますが、保険適用ではなく、設備の整った施設が少ないといった課題が残っています。

子宮体がんに用いる主要な抗がん剤で、特に注意したい副作用は、以下のものです。

①アドリアマイシン：投与量が一定量を超えると心筋障害を起こします。歩行時の息切れから、ひどくなると睡眠時の呼吸困難といった症状があらわれます。心筋障害からうっ血

性心不全にならないよう、医師はアドリアマイシンの投与量を慎重に計算します。また、血管外に漏れて皮膚に化学的やけどを生じる代表的な薬剤です。

②シスプラチン、カルボプラチン：シスプラチンは腎臓の機能障害、手足のしびれといった神経障害が特徴的な副作用です。カルボプラチンはシスプラチンほど副作用は強くないものの、血小板の減少に注意する必要があります。

③パクリタキセル：シスプラチンと同じく手足のしびれが特徴的な副作

図 4-5　抗がん薬の副作用があらわれる部位

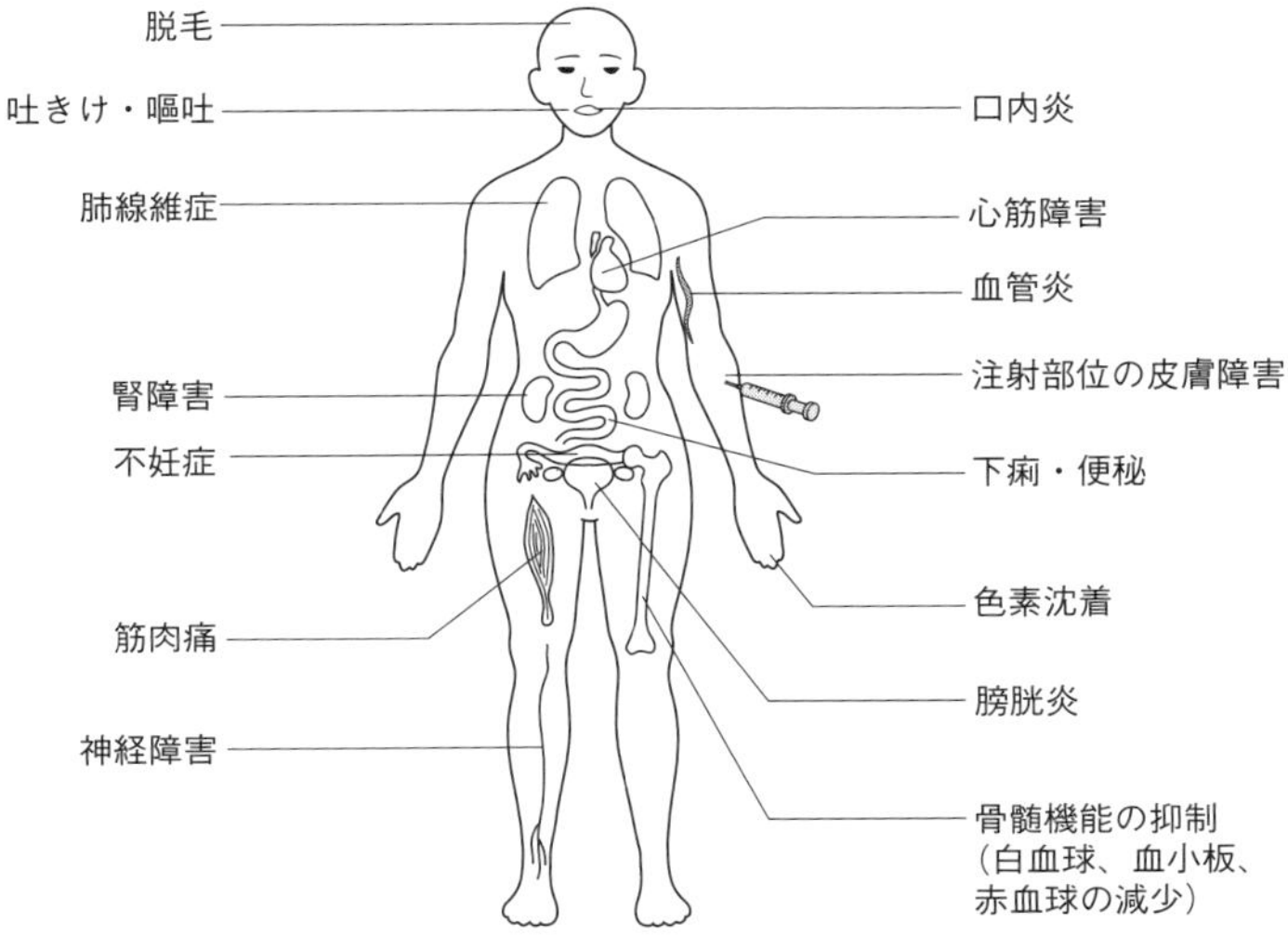

用です。アレルギー反応があらわれることがあり、予防目的で投与前にステロイド薬を使うことがあります。

抗がん剤であらわれる副作用を図4-5で示します。

Q40 子宮体がんの放射線治療とは?

A

放射線治療とは、高エネルギーのX線やγ(ガンマ)線をがん病巣に照射してがん細胞を傷つけ、がんを小さくする治療法です。高齢や合併症があって手術ができない場合、あるいは本人が手術を拒否する場合には、初回治療として放射線治療が行われることがあります。切除不能な進行がんに対して、不正出血や痛みといった症状を緩和する目的で放射線治療を行うこともあります。

根治的放射線治療

根治的手術を行わずに治癒を目的として行います。原則として外部照射と腔内照射が併用されます。外部照射とは、がん病巣に加えて全骨盤領域（子宮、子宮の周囲の組織、膣、卵巣、骨盤リンパ節領域）にがんの周りの正常な部分を適切な広さだけ加えた標的に対して、体の外から放射線を照射する方法です。腔内照射とは、外部照射を先行した後で、膣内または子宮腔内に放射線を発する器具を挿入して放射線を照射する方法です。

術後補助化学療法としての放射線治療（術後照射）

初回治療が手術でも、術後の再発リスク評価で中リスク群もしくは高リスク群と判定されると（123ページ表4-2）、骨盤内再発の予防を目的に放射線治療が行われることもあります。術後照射は外部照射単独、外部照射と腔内照射の併用、あるいは腔内照射単独で行われます。腔内照射は膣内再発率を下げる目的で考慮されます。

根治的放射線治療、術後照射ともに、放射線治療と抗がん剤治療を同時併用する、同時化学放射線療法が行われることもあります。

Q41 放射線治療の副作用とは？

A 照射部位に発生する皮膚炎や粘膜炎、照射部位とは関係なく発生する吐き気、嘔吐、倦怠感、食欲不振、骨髄抑制（骨髄細胞がダメージを受けること）などがあります。

照射領域に含まれる臓器では、直腸炎、膀胱炎、小腸閉塞、下痢などが起こります。治療直後からあらわれるものから、治療後数ヵ月から数年経ってあらわれる症状までさまざまです。抗がん剤の副作用同様、症状の出現や程度には個人差があります。

Q42 再発・転移した場合の治療法は？

A **どこに、どのように再発・転移したかで治療方針が異なります。**

手術療法

再発までの期間が比較的長く、他に転移がない単独の骨盤内再発ならば手術による切除が考えられます。

遠隔転移で頻度が高いのは肺転移です。転移数が少なく（3個以下）、かつ腫瘍径が小さい（3㎝未満）症例ならば手術可能との報告があります。

放射線治療

子宮体がんの再発部位として最も頻度が高いのは腟断端《ちつだんたん》（子宮と腟を切断した部分）です。腟断端再発のような局所再発には、放射線治療が有効で良好な治療成績が得られています。

リンパ節転移の範囲が狭ければ放射線治療（陽子線など）も考えられます。

手術不可能だったり手術後の再々発の例では、転移数が少数ならば放射線治療が有効な場合があります。

再発・転移に伴う出血・疼痛などの症状緩和のため、放射線治療を行うこともあります。

抗がん剤治療、ホルモン療法

手術や放射線治療ができない場合や、転移の範囲が広い場合、多発性の再発例には、抗がん剤治療やホルモン療法が選択されます。抗がん剤治療では、化学療法が効かないことも念頭に、初回治療で用いられた薬剤を確認しながら、ＴＣ療法やＡＰ療法あるいは単剤療法を行います（⇒Ｑ38）。

子宮体がんの多くがエストロゲンに結びついて分裂・増殖することから、がんの組織型が類内膜がんＧ１（低リスク）、あるいは検査でがんの中にプロゲステロン受容体がある（陽性）とわかった場合は、黄体ホルモン療法を行うことがあります。酢酸メドロキシプロゲステロン（２００㎎／日）などの黄体ホルモン剤に加えて、タモキシフェン（乳がんの代表的なホルモン療法剤）を併用することもあります。これらはエストロゲンと結合し、エストロゲンと子宮体がん細胞が結合して分裂・増殖することを阻止するからです。

コラム

がん免疫療法

標準的ながん治療である手術、抗がん剤治療、放射線治療に続き、第4の治療といわれるのががん免疫療法（以下、免疫療法）です。これはがんの免疫逃避機構（がんが局所において免疫を抑制することで成長するしくみ）の基礎研究が進んだことで、このしくみに含まれるシグナルをブロックすればがんを抑えられるという発想のもと、その成果を臨床応用した結果です。免疫療法が標準治療として確立しているがんもありますが、より多くのがんで標準治療になるか否かは、今後の臨床試験の成績次第です。一部のがんを除いて免疫療法単独では治療効果に限界があり、従来の治療法（主に抗がん剤治療）との組み合わせで臨床試験が行われています。婦人科のがんでは再発卵巣がんに対して免疫チェックポイント阻害剤（ニボルマブ）が薬事承認されています。

ところで、子宮体がんはタイプ1とタイプ2に分けられますが、これとは別に網羅的遺伝子解析という方法で子宮体がんの遺伝子情報を分類すると、①POLE ultramutated（遺伝子変異が多数蓄積している群）、②MSI hypermutated（①に次いで遺伝子変異が多い群）、③Copy-number low（遺伝子変異が少ない群）、④Copy-number high（遺伝子変異が少ない群）の４つの群に分けることができ、免疫チェックポイント阻害剤（ペムブロリズマブ）が効果を示すのは①②群の子宮体がんであることもわかってきました。再発子宮体がんの約１／４は①群もしくは②群であることから、子宮体がんでは遺伝子情報を調べてから免疫療法の適否を決めるという将来像が見えてきます。２０１７年、アメリカ食品医薬品局（ＦＤＡ）はミスマッチ修復遺伝子変異や高頻度のマイクロサテライト不安定性を認める固形腫瘍に対して、免疫チェックポイント阻害剤を薬事承認しました。「がんの発生した臓器は問わない」画期的な承認で、子宮体がんでは上記①②群が該当します。この薬剤はわが国でも薬事申請されており、近い将来使用可能となります。

免疫療法には特有の副作用があり、発症が急で時に致死的なものもあるので要注意です。また、薬剤が高額で医療経済に与える影響が極めて大きいという問題もあります。治療効果を予測できるマーカーがあれば、その結果に基づいて治療を行えます（個別化医療）。現時点でそのようなマーカーは見つかっておらず、今後の研究が期待されます。

２０１８年のノーベル医学・生理学賞は、がん免疫療法を確立した本庶《ほんじょ》佑《たすく》、ジェームズ・アリソン両氏に授与されました。

コラム

個別化医療

最近、がんの個別化医療ということばを聞くようになりました。従来の手術、抗がん剤治療、放射線治療では、一定の治療方針がガイドラインとして示され、これが標準的な治療として行われてきました。しかし、進行期や組織所見が同じであっても、治療効果や副作用の程度は必ずしも一定ではありませんでした。症例によってどうしてこのような差が生じるのかが解明されてくると、必然的に治療効果が優れかつ副作用が少ない治療法の研究も進んできます。これらの研究成果を取り入れたのが、がんの個別化医療です。

子宮体がんではどのような個別化医療があるのか、いくつかあげてみます。

①センチネルリンパ節の同定・生検でリンパ節郭清の省略もしくは範囲を決めることは、リンパ浮腫などの合併症を減らすために有効です（手術の個別化）。

②近年、がんが発生した臓器は何であれ、がんの遺伝子変異に対応した抗がん剤治療が行われるようになりました。これは「○○がんには××という抗がん剤を使う」という従来の発想ではなく、遺伝子変異が同じならばそれに有効な抗がん剤を臓器を問わないで使

う治療です。多くの遺伝子情報が血液検査（マルチパネル遺伝子検査）でわかるようになり、子宮体がんでも遺伝子変異ごとに抗がん剤を使い分ける時代が間もなく訪れると思います（抗がん剤治療の個別化）。

③再発子宮体がんの遺伝子情報によって免疫療法の適否を決めることは、治療効果を期待するうえで有効です（免疫療法の個別化）。

これらの個別化医療の有効例が増えていけば、子宮体がん治療における個別化医療の役割も増していくはずです。

コラム

緩和医療

従来、がんの緩和医療（緩和ケア）とは、治療後や再発が明らかになった後、あるいは終末期に行うものと考えられていました。しかし、この考えは誤解で、今では世界保健機関（WHO）の定義にあるように、「緩和ケアとは、生命を脅かす疾患による問題に直面している患者とその家族に対して、痛みやその他の身体的問題、心理社会的問題、スピリチュアルな問題を早期に発見し、的確なアセスメントと対処（治療・処置）を行うことによって、苦しみを予防し和らげることで、クオリティ・オブ・ライフ（QOL：生活の質）を改善するアプローチである」と考えられています。また、わが国の「がん対策推進基本計画」では、「がんと診断された時からの緩和ケアの推進」が重点的に取り組むべき課題にあげられています。このようにがん医療における緩和医療とは、つらくならないようにがんとつき合っていくための方法で、がんの診断と同時にスタートするものです（図4-6）。

緩和医療の主なものにがんの痛みに対する治療があります。治療の主体はモルヒネなどの麻薬鎮痛剤です。がんの痛みは治療できる症状であり、我慢するものではありません。がんの痛みを放置すると、痛みに敏感になるだけでなく、心や気持ちのつらさが出て悪循環に陥ります。程度が軽いうちに治療を開始すれば、痛みは十分に緩和できます。心理社会的問題に対しては臨床心理士やソーシャルワーカーが対応します。このように、緩和医療専門医やソーシャルワーカーなど複数の職種がチームを組んで当たります。

ご自身の緩和医療については主治医と相談してくださ い。緩和医療の詳しい情報を知りたい方は巻末の参考資料をご参照ください。

（補足）ホスピスとは、緩和医療を行う施設（病棟）のことです。

図 4-6　がんの治療と緩和医療の関係

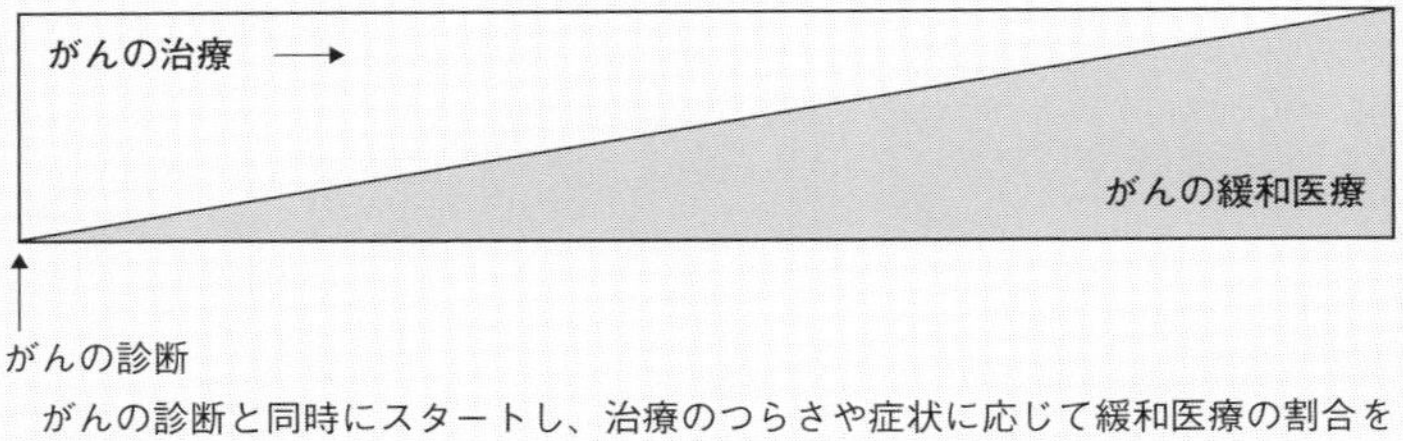

がんの診断と同時にスタートし、治療のつらさや症状に応じて緩和医療の割合を変えていく

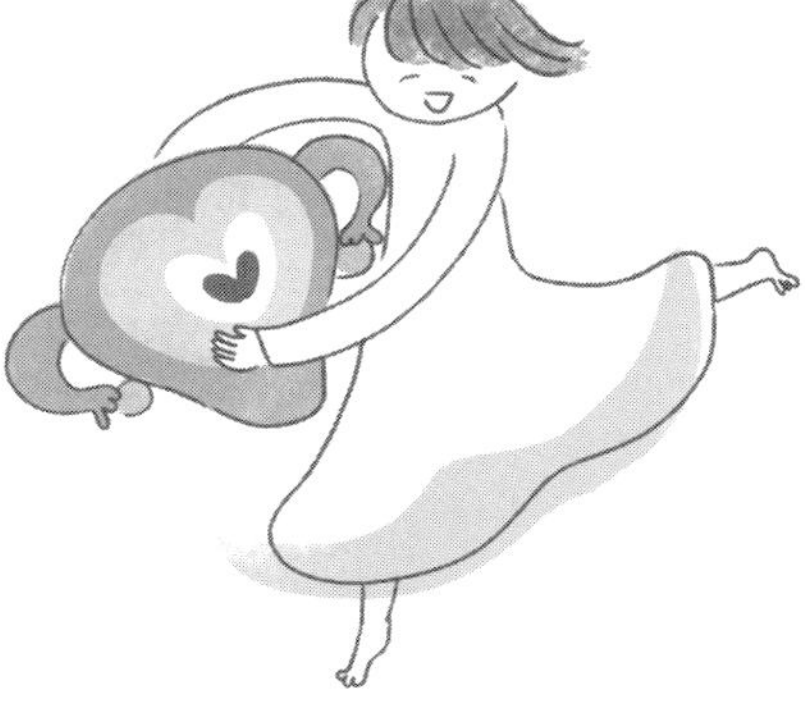

第5章

治療後に気になることは?

Q43 治療後の経過観察の目的は？

A 子宮体がん治療後の経過観察の目的は、再発や転移の早期発見です。

子宮体がんの再発は治療後3年以内が多いとされています。したがって、この期間は再発の見落としがないように、こまめな経過観察が望まれます。経過観察の間隔や検査項目について確立されたものはありませんが、日本婦人科腫瘍学会の「子宮体がん治療ガイドライン」では、初回治療開始日を起点として1～3年目は1～4ヵ月ごと、4～5年目は6ヵ月ごと、6年目以降は1年ごとの経過観察を推奨しています。もちろん再発リスクは個々の症例で異なるため（123ページ表4-2）、症例によって経過観察の間隔が短くなったりすることもあります。

Q44 具体的にどのような検査をする？

A 子宮体がんは骨盤内再発が多いため、内診や直腸診、経腟超音波検査で観察することが重要です。これに加えて細胞診を行うことで腟断端再発の早期発見につながることもあります。

症例ごとに手術所見などを考慮して決められます。腫瘍マーカー（ＣＡ１２５、ＣＡ19-9、ＣＥＡなど）については、治療前に腫瘍マーカーが高値であった症例では、治療の効果を判定するだけでなく、マーカー値が上昇することで再発の早期発見に有用な場合もあります（⇓Ｑ26）。しかし、すべての症例で腫瘍マーカーが高値となるわけではなく、経過観察に含めるか否かで意見が分かれています。胸部Ｘ線検査は肺転移を調べる目的ですが、日本婦人科腫瘍学会のガイドラインでは年１回の検査をすすめているのに対して、欧米のガイドラインでは今までの臨床経過で肺転移のリスクがある場合にのみ行うといったように、対応が異なります。画像検査（ＭＲＩ、ＣＴ、ＰＥＴなど）については、再発や転移が疑われた場合に追加で行うもので、経過観察時にルーチンで行うものではありません。

Q45 長期間経ってからの再発や合併症の可能性は？

A **子宮体がんの再発は治療後3年以内が多いですが、3年以降の再発もあります。**

したがって、長期の経過観察が望ましいことに変わりはありません。

Q36で解説したリンパ浮腫（むくみ）のように、治療後10年以上経ってから発症する合併症もあります。また、経過観察と並行して、骨粗しょう症などの対策も考慮したヘルスケアも同時に行っていく必要があります。

Q46 治療後のホルモン補充療法とは?

A ほてり、発汗、不眠といった卵巣欠落症状を、エストロゲン製剤で補い改善させる治療法です。

手術可能な子宮体がん症例には、基本術式として両側付属器摘出術がすすめられており（101ページ図4-1）、手術後は両側の卵巣が欠落した状態になること、また放射線治療を行っても卵巣機能がなくなることから、子宮体がん治療後の多くの女性には卵巣摘出後の不調、すなわち低エストロゲン状態による卵巣欠落症状が生じま

図5-1　低エストロゲン状態による卵巣欠落症状

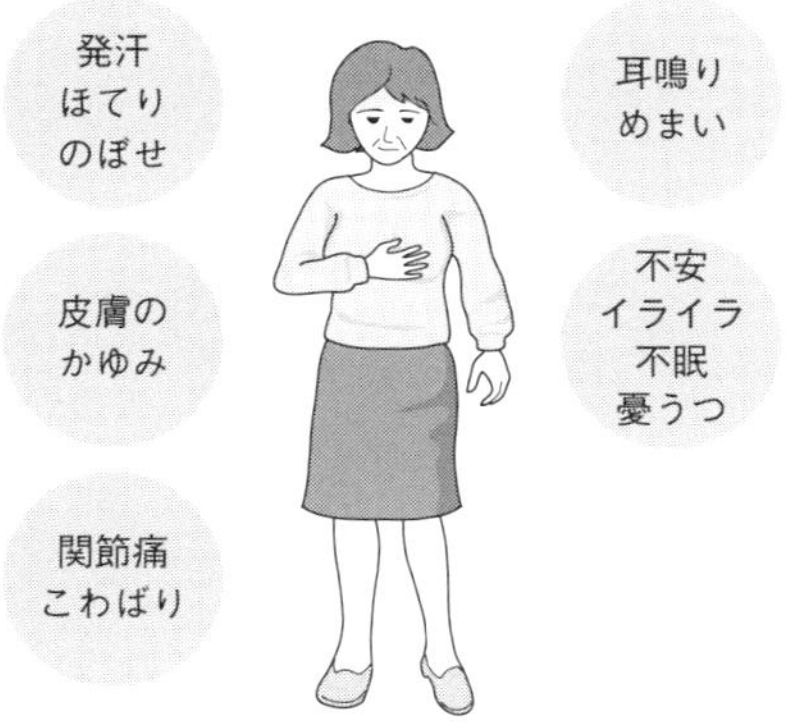

長期的には

骨粗しょう症・骨折／脂質異常症
動脈硬化症／認知機能の低下

す（145ページ図5-1）。

ホルモン補充療法（HRT）は更年期障害の治療として知られているものです。薬には錠剤、貼り薬、塗り薬があります。子宮がある女性がホルモン補充療法を受ける場合、エストロゲン製剤に黄体ホルモン製剤を併用しますが、子宮摘出後の患者にはエストロゲン製剤単独のホルモン補充療法となります。いつから開始するかについては報告によってまちまちですが、手術や抗がん剤治療などの初回治療終了直後からおおむね2ヵ月から6ヵ月以内とされています。

Q47 ホルモン補充療法のリスクは？

A　治療後にホルモン補充療法（ＨＲＴ）を受けても子宮体がんの再発リスクは上がらず、決して危険ではないと最近は考えられています。ただし、患者さんそれぞれの病態によります。

子宮体がんの多くはエストロゲンによって進行する可能性があるため（エストロゲン依存性のため）、治療後のホルモン補充療法を避ける医師が多いのも事実です。これには２００２年に発表された〝ホルモン補充療法が乳がんなどのリスクを上げる〟といった研究結果が影響していますが、この研究は調査対象に問題があり、リスクの程度も肥満や飲酒と変わらないことが指摘されています。最近では子宮体がんの患者さんがホルモン補充療法を受けても、再発リスクは上がらないという研究結果が相次いで報告されています。長期的に見ると、ホルモン補充療法がむしろ健康維持に重要であることもわかってきました。骨粗しょう症、脂質異常症になりにくくなり、精神の安定が保たれるといった効果が期待できるからです。このように、子宮体がんの治療後にホルモン補充療法を受けることは決して危険なことではないというのが最近の考え方になっています。

ただし、患者さんによってがんの状態や治療の状況は異なります。再発子宮体がんや進行子宮体がんの患者さん、乳がんの既往歴がある患者さん、血栓塞栓症があるかその既往歴があるなどの患者さんにはホルモン補充療法を行うべきではありません。エストロゲンが凝固因子を増加させ、血栓形成を促進する可能性があるからです。また、卵巣欠落症状の程度もさまざまであることから、ホルモン補充療法を選択するに当たっては、主治医とよく相談されることをおすすめします。

Q48 心の問題とは?

A 「うつ状態」になる可能性があり、専門家のアドバイスやカウンセリングが必要となる場合もあります。

子宮体がんの治療によって子宮を失ったという現実は、多くの患者さんに心の問題が生じる原因となります。中には女性喪失感を訴える方もいます。治療後に気分が落ち込むのは普通のことであり、子宮体がん治療後の多くの女性が経験することです。心が落ち着くまでに数ヵ月から1年はかかるといわれています。気分の落ち込みを指摘されることを怖がらないでください。

治療後の心の問題で重要なのは「うつ状態」です。この場合、がんと診断された後の自身の感情を理解することが重要です。悲愴感、怒り、罪の意識、日常生活や趣味への興味の喪失、集中力欠如、食欲不振、自殺願望といったサインが見られるようになり、これらによって人間関係や仕事関係または生活の質に影響が出るようになれば、うつ状態になっている可能性があります。うつ状態は治療が必要な疾患です。上記のような状態が2週間以上続いた場合には、医学的アドバイスとともに心理カウンセリングを受けましょう。各地の大学病院やがん専門病院には、がん患者さんの心の問題を専門とする精神腫瘍医、精神看護の専門ナースであるリエゾンナース、心のケアを専門とする臨床心理士といった専門職がいます。気分が落ち込んだり、不安な毎日を過ごしている方がいましたら、巻末の参考資料をもとにお近くの専門家に相談してみてください。

治療後の心の問題を和らげるのに、マッサージ、アロマテラピー、ヨガといった方法が効果があると報告されています。これらのどれかを数週間試してみて、効果があればそれを継続し、なければ他のものにトライしてみるのもいいでしょう。

Q49 性生活には影響がある？

A さまざまな影響はありますが、大きな問題はなく、諦めることはありません。

子宮体がん治療の基本は手術です。がんが子宮頸部に浸潤していれば広汎子宮全摘出術で子宮を大きく摘出します（⇒Q34）。この術式では術後に排尿障害や排便障害が起きます（⇒Q36）。それとともに性交障害も認められます。術式に伴う腟の短縮と狭窄、腟の乾燥感から生じる性交時痛だけでなく、病気の不安から性行為への興味や満足度が低下するといった変化まで、実に様々な症状が見られます（表5-1）。しかし、広汎子宮全摘出術後と単純子宮全摘出術後を比較したところ、性交障害の発生や程度に関して両者間に特段の差はなかったという欧米の研究もあり、広汎子宮全摘出術で子宮を大きく摘出しても、術後の性生活に与える大きな問題はなく、性生活を諦めることはないというのがコンセンサスになっています。

表5-1　広汎子宮全摘出術後の性交障害

- 性交時痛
- 腟の短縮と狭窄
- 腟の乾燥感や滑らかさの低下
- 骨盤神経の障害
- 性行為に対する興味の低下
- 性的興奮の減少や消失
- 性満足度の低下

Q50 性生活を円滑にする方法は？

A 腟潤滑ゼリーを使用したり腟拡張器で治療するなど、いろいろな方法があります。パートナーの理解や支えも大切です。

手術で両側の卵巣を摘出したり、放射線治療で卵巣機能がなくなっている女性にとっては、エストロゲンの低下に伴う症状の改善なくして性生活の改善には結びつきません。エストロゲンの分泌がなくなると腟の萎縮が始まります。「性交痛があるがどうすればよいか？」という方は、腟が乾燥するため痛い⇒性交拒否⇒腟萎縮という悪循環に陥らないために、リューブゼリーをはじめとする腟潤滑ゼリーを使ってみる方法があります（薬局やドラッグストアで購入できます）。こうした方法でも改善しない腟狭窄がある場合には、医療用の腟拡張器で治療する必要があります。主治医とよく相談して始める治療法です。

子宮体がん治療後の性生活についてのコメントの中には、「治療終了後、セックスに全く関心がない」「手術後は、セックスをしたいとか気持ちいいといった感情が全く起きず、このまま夫婦生活なしでも過ごせる状態にある」といったものが少なからず見られます。この場合、パートナー（夫）との理解、支え合いが重要です。性交障害がもとでパートナー（夫）との関係に影響が及ぶことも考えられます。主治医には相談しにくく悩みを打ち明けられないでいる方も見受けられます。子宮体がんに限らず婦人科がんの患者会の中には、この種の相談に真摯に答えてくれる会もあります。このような会を積極的に利用することをおすすめします。Q46で説明したホルモン補充療法を試す方法もあります。この場合は主治医とよく相談してください。

コラム

就労支援

現在、がん罹患者の約1／3は18歳から65歳の就労年齢であり、がん治療を受けながら仕事をしている労働者は全国に約32・5万人いると報告されています（厚生労働省推計、2014年）。したがって、治療と仕事の両立に苦労されている子宮体がん患者も相当数いると思われます。〝一億総活躍〟〝女性活躍〟を目指す国の施策では、2016年2月に「事業場における治療と職業生活の両立支援のためのガイドライン」が公表されています。この中では、治療と仕事の両立を目指す労働者への就業上の配慮について、会社が主治医の意見を聞くことが推奨されています。これまでは、職場の事情を知らないために患者の勤務先に提出する意見書の書き方がわからないといった医師が多かったのも事実ですが、最近は意見書の書き方の手引書も刊行されています。がん治療期間中だけでなく、治療後の就労復帰や日常生活が円滑に行われるために、医療従事者は適切な情報提供を行わなくてはなりません。同時に会社側には、患者の治療内容、仕事に影響が出る可能性のある症状、配慮が必要な期間などを考慮した適切な対応を取ることが求められます。がん患者の就労について、職場での理解と協力が得られるように、患者を通じて主治医と会社が適切な情報共有を継続していくことが大切です。今後は、自営業者など会社に勤める労働者以外の患者に対しても、就労支援を充実させていかなければなりません。

コラム

ピーチリボン運動

がんの啓発運動に使われるリボンには、がんごとにリボンの色が決まっています。乳がんの「ピンクリボン」は有名ですが、他には大腸がんが「ブルーリボン」、肺がんが「パールリボン」、婦人科がんでは卵巣がんが「ティールリボン」、子宮頸がんが「ティール＆ホワイトリボン」といった具合で、子宮体がんは「ピーチリボン」です。日本ではあまり認知度が高くないのですが、米国をはじめとする海外では、子宮体がん啓発のシンボルとしてピーチリボンが使われています。実際にどのように使われているかというと、ピーチ色の商品(リボン、リストバンド、リング、マグネット、ピン、Tシャツ、帽子など)を販売することで子宮体がん啓発運動の資金としたり、子宮体がんの情報を伝える冊子やインターネット情報でピーチリボンを前面に出してアピールしています。子宮体がんのシンボルリボンがどうしてピーチリボンかについて詳細は不明です(ご存じの方がおられましたら筆者までご連絡ください)。ただし、歴史をひもとくと、今はピンクリボンで揺るぎない地位をつかんでいる乳がんですが、創始者が乳がん啓発運動を始めた当初のシンボルにピーチ色のリボンを使っていたという事実があります。欧米諸国に比べて啓発運動が進んでいるとはいえない日本ですが、現在婦人科がんの中で子宮体がんは患者数がトップであり、今後も患者数の増加が見込まれます。また、子宮体がんリスクの点から予防や検診を考慮すべき女性は、若年から閉経後までいることもわかってきました。わが国で子宮体がんへの関心がより高まることを期待しつつ、今後はピンクリボンに負けないくらいさまざまな場でピーチリボンを目にする機会が増えることを願っています。そのような思いを込め、この本のカバーをピーチ色主体にしました。

おわりに

信頼のおける情報を得るために

子宮頸がんの陰に隠れて今まであまり知られてこなかった子宮体がんについて、近年わが国で増加している事実と予防対策、診断、治療、治療後までをQ＆A形式で解説してきました。子宮頸がんに比べて情報量は圧倒的に少ないのですが、それでも最近の研究で注目すべき知見が出てきているのも事実です。その代表的なものは、「子宮体がんにかかりやすい（リスクのある）女性がいる」「そのリスクへの対策（予防対策）はある」ということです。今までの解説書ではこの点にあまりページを割いていなかったので、この本ではひと味違った内容を目指しました。第1章、第2章にかなりの分量を割いてこの本をスタートしたのには、そんな想いを込めました。

子宮体がんに関する多くの情報をこの本に書いたつもりですが、中には物足りないと思われる方がいると思います。その際に頼りになるのがインターネットです。現在はインターネットを通じて数多くの情報を迅速かつ容易に入手できます。その点では便利な世の中になりましたが、中には科学的根拠が乏しく、その内容に首を傾げざるをえないようなものも含まれます。「インターネット上の医療・健康情報の多くが不完全かつ不正確で時代遅れ」「インターネット医療広告には要注意!」といったショッキングな調査結果もあります。もちろん正確な情報を提供しているサイトもありますので、こうした有効な情報を膨大な情報の中から選択するためのスキル（メディアリテラシー）を身につけることも必要です。検索エンジン側の改善策も功を奏してきています。とはいえ、インターネット情報の正誤や情報の調べ方について、まだ心配だという方がいると思います。巻末の参考資料には信頼できるウェブサイトを紹介してありますのでご利用ください。

子宮体がんと診断された方にとって、体のことを一番よく知っているのは主治医です。わからないことがあれば主治医と納得がいくまで話し合い、ご自身の病状を詳しく把握したうえで治療を始めることが大切です。主治医と話す前には、ご自身が抱えている不安や疑問を整理して、最も聞きたい重要な事柄を決めておくといいでしょう。現在は、日本婦人科腫瘍学会が作成した「子宮体がん治療ガイドライン」に則った治療が標準治療となっていますが、治療方針に選択の余地が残っている問題もあります。本文でも触れまししたが、手術にしろ、化学療法にしろ、病院によって治療方針に多少の違いがあることは事実です。時には主治医以外（ひとりでなく複数の場合も）の意見を聞きたいこともあるでしょう。これを「セカンドオピニオン」といいます。今までの診断や治療方針の確認、その他の治療方法の有無といったことを聞くことができます。セカンドオピニオンを利用することについては、多くの医師は一般的なことと理解していますので、主治医に遠慮することはありません。子宮体がんに関する最先端の知識・技量について研鑽している「婦人科腫瘍専門医」は、セカンドオピニオンを求める際に頼りになります。巻末の参考資料からお近くの婦人科腫瘍専門医を探してみてください。

欧米には「子宮体がんは生活習慣病である」という扱いの国があることに私はショックを受けました。と同時に、わが国では生活様式の欧米化とともに子宮体がんの患者数が急増していることから、なんとか子宮体がんのことを本にしようと考えてから数年が経ちました。東京オリンピックが開催される２０２０年には、「女性の半数が50歳を越す」という未来予測があります。現代の女性は、子宮体がんが増加していく可能性が高い環境に暮らしています。子宮体がん、ますます注目しなくてはならないがんであると確信しています。

最後に、本書の企画の段階から完成まで終始ご尽力くださいました講談社第一事業局学芸部からだところ編集チームの嘉山恭子、島村理麻両氏には、この場を借りて深謝いたします。

この本がひとりでも多くの女性、そのパートナーやご家族のお役に立てれば幸いです。

平成30年8月吉日（平成最後の記録的猛暑の夏、つくばにて）

市川喜仁

●著者連絡先
市川喜仁
〒300－8585　茨城県土浦市下高津2丁目7－14
国立病院機構・霞ケ浦医療センター　産婦人科／家族性腫瘍相談外来
電話　029－822－5050（地域医療連携室）

参考資料

子宮体がんに関する、正確な情報を得るのに役立つ
ウェブサイトを紹介します。

国立がん研究センター　がん情報サービス

https://ganjoho.jp/public/index.html

子宮体がん全般の情報から、がん診療やがん相談を行っている病院や施設の検索、さらにリンパ浮腫外来、緩和ケア病棟、心の問題といった専門医療施設の検索までできる、非常に役立つサイト。

NCCN (National Comprehensive Cancer Network) ガイドライン日本語版

https://www2.tri-kobe.org/nccn/general/index.html

世界の25の主要がんセンターの同盟団体であるNCCNが作成したガイドライン。日本語版の情報はアメリカでまとめられており、治療方法や薬剤などの情報は日本国内で認められているものと合致しないことがあります。

日本婦人科腫瘍学会「婦人科腫瘍専門医」

https://jsgo.or.jp/specialist/index.html

都道府県ごとに専門医の氏名と所属病院が一覧表示されています。

参考書籍

『子宮体癌取扱い規約　第3版』　金原出版
『子宮体癌取扱い規約　病理編　第4版』　金原出版
『子宮体がん治療ガイドライン　2018年版　第4版』　金原出版
『女性なら知っておきたい「遺伝性がん」のこと』　講談社

●ま行

●や行

●ら行

●た行

●な行

●は行

さくいん

［著者］**市川喜仁**

産婦人科医師。霞ヶ浦医療センター（婦人科 / 家族性腫瘍相談外来）、白十字総合病院（産婦人科）。1961年埼玉県生まれ。1986年筑波大学医学専門学群卒業。1996年筑波大学大学院医学研究科博士課程修了（医学博士）。アメリカ・クレイトン大学予防医学教室研究員、筑波大学臨床医学系講師、癌研究会附属病院医師等を経て現職。日本婦人科腫瘍学会専門医、日本産科婦人科学会認定医、日本家族性腫瘍学会暫定指導医。著書に『女性なら知っておきたい「遺伝性がん」のこと』（講談社）、『家族にがんの人はいませんか』（日本評論社）、共訳書に『遺伝性婦人科癌』（医学書院）がある。

Q＆Aでよくわかる「子《し》宮《きゅう》体《たい》がん」

健康ライブラリー

2018年11月20日　第１刷発行

著　者　市川喜仁《いちかわよしひと》

発行者　渡瀬昌彦

発行所　株式会社 講談社

〒112-8001　東京都文京区音羽2-12-21

電話　編集　03-5395-3560

販売　03-5395-4415

業務　03-5395-3615

印刷所　慶昌堂印刷株式会社

製本所　株式会社若林製本工場

ISBN978-4-06-513719-2

N.D.C.493　166p　19cm